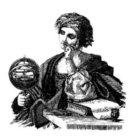

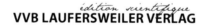

édition scientifique
VVB LAUFERSWEILER VERLAG

STAUFENBERGRING 15, D-35396 GIESSEN
Tel: 0641-5599888 Fax: 0641-5599890
email: redaktion@doktorverlag.de

www.doktorverlag.de

Aus dem Medizinischen Zentrum für Zahn-, Mund- und Kieferheilkunde

Poliklinik für Zahnärztliche Prothetik

der Universitätsklinikum Gießen und Marburg GmbH, Standort Gießen

Leiter: Prof. Dr. Bernd Wöstmann

Klinische Bewährung definitiver Zahnersatzarten –

Outcomeforschung –

Ein Aspekt der anwendungsorientierten zahnärztlich-prothetischen

Versorgungsforschung

Habilitationsschrift

zur Erlangung der Venia legendi

des Fachbereichs Medizin

der Justus Liebig Universität Gießen

vorgelegt von Dr. med. dent. Peter Rehmann

Gießen 2013

Meiner lieben Frau

INHALTSVERZEICHNIS

1 Einleitung

Im Gesundheitswesen hat in den letzten Jahren die Etablierung der Versorgungsforschung als dritter zentraler Wissenschaftszweig neben der biomedizinischen Grundlagenforschung und der klinischen Forschung begonnen.[43, 286, 400] Dabei ist Versorgungsforschung keine eigene Wissenschaft im engeren Sinne, sondern ein Forschungsfeld, welches stark interdisziplinär aufgestellt ist[406] und sich auch methodisch bei den anderen wissenschaftlichen Disziplinen bedient.[88] Die voranschreitende Implementierung dieser Wissenschaftsrichtung in die Forschungslandschaft sowie ihre stetig zunehmende Relevanz wird auch in einem aktuellen Standpunktpapier der Deutschen Forschungsgemeinschaft (DFG) deutlich. In dieser Stellungnahme fordert die DFG „den wissenschaftlichen Nachwuchs und die sie tragenden wissenschaftlichen Arbeitsgruppen, Einrichtungen und Fakultäten bzw. Universitäten und Hochschulen" dazu auf, zur Förderung der Versorgungsforschung „das bestehende Instrumentarium der DFG stärker als bisher" zu nutzen.[88]

Dabei kann innerhalb dieses jungen Wissenschaftsgebietes zwischen einer grundlagen- und einer anwendungsorientierten Versorgungsforschung unterschieden werden. Aufgabe der grundlagenorientierten Versorgungsforschung ist das Beschreiben und Erklären des Versorgungssystems. Darauf aufbauend werden in der anwendungsorientierten Versorgungsforschung neue Konzepte entwickelt und diese während ihrer Umsetzung wissenschaftlich begleitet sowie schlussendlich deren Erfolg durch entsprechende Studien (Effectiveness- bzw. Outcomeforschung) bewertet.[304] Diese Outcomeforschung wird mit unterschiedlichen Studiendesigns durchgeführt, zu denen unter anderem auch sekundäre Datenanalysen gehören.[334] Das Outcome-Kriterium bei dieser Form von nicht interventionellen klinischen Studien (Beobachtungsstudien)[334] kann z.B. die Überlebenszeit sein, welche dann zur Beschreibung der Bewährung einer Therapieform verwendet wird.[203, 205, 238, 252, 377]

So wird auch in der Zahnheilkunde insbesondere im Teilgebiet der Zahnärztlichen Prothetik neben dem Outcome-Kriterium der mundgesundheitsbezogenen Lebensqualität[135, 184, 286, 377, 378, 384, 436] vor allem das Kriterium Überlebenszeit zur Charakterisierung der klinischen Bewährung[203, 205, 238, 252, 377] der verschiedenen Versorgungsformen benutzt. Dabei kommen in der Regel retrospektive Longitudinalstudien zur Anwendung.[202-205] Die dort gewonnenen Erkenntnisse sind unter anderem als Entscheidungshilfen bei zahnärztlich-prothetischen Behandlungsmaßnahmen[79, 202, 252] unerlässlich, und dies besonders, wenn das Ergebnis beeinflussende Faktoren identifiziert werden konnten. Derartige Untersuchungen sind ein

Indiz für „die Bedeutung der Versorgungsforschung als Schnittstelle zwischen Theorie und Praxis".[286]

Leider sind solche patientenbezogenen klinischen Beobachtungsstudien mit zahlreichen Schwierigkeiten verbunden und für die meisten Untersucher nicht sehr attraktiv. So sind zum einen diese Untersuchungen sehr zeitintensiv,[10, 203, 358] denn im Gegensatz zur Humanmedizin haben zahnärztlich-„prothetische Maßnahmen weder eine vitale Indikation, noch sind die zu erwartenden Fortschritte so einschneidend, dass man einen annehmbaren Erfahrungszeitraum – in der Regel fünf Jahre – nicht abwarten kann."[203] Zum anderen ist es notwendig, die während der Funktionsdauer von Zahnersatz auftretenden Beobachtungen zeitbezogen zu dokumentieren, was im Zusammenhang mit den dazugehörigen Nachuntersuchungen und Erhebungen zahnmedizinischer Parameter einen relativ großen organisatorischen und personellen Aufwand[108, 433] erforderlich macht. Hinzu kommt, dass vor allem in jüngerer Vergangenheit in der Medizin sowie in der Zahnmedizin der Fokus auf randomisierte kontrollierte Studien (RCTs) ausgerichtet war, deren Ergebnisse allerdings nur eingeschränkt auf die klinische Realität bzw. auf die Routineversorgung übertragen werden können.[429]

Diese Situation erkennend, wurde in der Poliklinik für Zahnärztliche Prothetik des Zentrums für Zahn-, Mund- und Kieferheilkunde der Justus-Liebig-Universität Gießen vor ca. zehn Jahren damit begonnen, ein systematisches digitales Dokumentations- und Nachuntersuchungsprogramm für die in dieser Abteilung prothetisch versorgten Patienten aufzubauen. Die erhobenen Daten wurden nach schriftlicher Zustimmung durch den Patienten, gemäß dem Hessischen Datenschutzgesetz (HDSG),[87] elektronisch erfasst und gespeichert.

Das Anliegen dieser Arbeit ist es, die klinische Bewährung unterschiedlicher definitiver Zahnersatzarten – charakterisiert durch das Outcome-Kriterium Überlebenszeit – mittels der gesammelten Patientendaten in Form von klinischen Beobachtungsstudien darzustellen.

2 Zielsetzung

Das Ziel der vorliegenden Habilitationsschrift ist es, durch Outcomeforschung die klinische Bewährung von Zahnersatzarten aus den drei wichtigsten Gruppen definitiver prothetischer Medien — **herausnehmbarer partieller Zahnersatz, festsitzender Zahnersatz, implantatgestützter Zahnersatz** — in der Reihenfolge ihrer aktuellen Relevanz[257, 437, 454, 455] darzustellen. Dazu ist die Arbeit zweigeteilt.

In dem ersten Teil wird im Rahmen einer Literaturanalyse der aktuelle Stand zum Outcome-Kriterium Überlebenszeit bezogen auf die o.g. Gruppen von Zahnersatz dargestellt. Zusätzlich werden auch offene Fragen, die sich bei der Sichtung der Literaturquellen ergaben, aufgeführt.

Im zweiten Teil der Habilitationsschrift werden die wichtigsten Ergebnisse eigener patientenbezogener klinischer Beobachtungsstudien, die vom Autor selbst bzw. im Rahmen von vom Autor betreuten Dissertationen[288, 339, 348, 417] in seiner Arbeitsgruppe erhoben wurden, zusammenfassend dargestellt. Hierbei ist das Hauptzielkriterium die Überlebenszeit der jeweils untersuchten Zahnersatzart. Nebenzielkriterium ist die Identifizierung von möglichen modellierenden Faktoren, welche einen Einfluss auf die Überlebenswahrscheinlichkeit und damit auf die Bewährung der Versorgungen ausüben. Des Weiteren sollen die notwendigen Nachsorgemaßnahmen dargestellt und die ermittelten Ergebnisse mit der berücksichtigten Literatur verglichen werden.

Abschließend sollen im Rahmen einer Gesamtdiskussion die bei der Analyse der Literaturdaten identifizierten Fragen anhand der eigenen Untersuchungen beantwortet werden.

3 Literaturübersicht

3.1 Versorgungsforschung

Versorgungsforschung wird als vielschichtiges und fächerübergreifendes Forschungsgebiet beschrieben, welches die Gesundheitsversorgung untersucht, die neben der Krankenversorgung auch die Prävention und Gesundheitsförderung einschließt.[304] Dabei stellt dieser Wissenschaftszweig ein Querschnittsfach dar, welches sich nicht immer von den anderen Gebieten klar abgrenzen lässt.[406] Laut Arbeitskreis Versorgungsforschung des wissenschaftlichen Beirates der Bundesärztekammer[56] ist Versorgungsforschung „die wissenschaftliche Untersuchung der Versorgung von Einzelnen und der Bevölkerung mit gesundheitsrelevanten Dienstleistungen und Produkten unter Alltagsbedingungen. Dazu studiert die Versorgungsforschung wie Finanzierungssysteme, soziale und individuelle Faktoren, Organisationsstrukturen und -prozesse und Gesundheitstechnologien den Zugang der Patienten und Versicherten zur Kranken- und Gesundheitsversorgung sowie deren Ergebnisse (Outcome), Qualität und Kosten beeinflussen." Schwerpunkt der Versorgungsforschung sind die Dienstleister d.h. die Kliniken, die Praxen und sonstigen Gesundheitseinrichtungen, bzw. die sogenannte „letzte Meile" des Gesundheitssystems.[304, 354] Während in Deutschland die Versorgungsforschung als eigener Wissenschaftszweig noch relativ jung ist,[286, 406] hat sie in Ländern wie den USA und Großbritannien bereits eine jahrzehntelange Entwicklung hinter sich.

Der Anfang der Versorgungsforschung in den USA wird mit der 1952 stattgefundenen Conference on Research Requirements for Health and Medical Care an der University of North Carolina in Zusammenhang gebracht.[254] Im Jahre 1960 kam es dann zur offiziellen Bezeichnung „Health Services Research", gefolgt von der Entstehung eines ebenso titulierten wissenschaftlichen Journals und der Gründung des National Center of Health Service Research and Development sowie der Agency for Healthcare Research Quality (AHRQ). Organisiert sind die Versorgungsforscher in den USA in der AcademyHealth.[88] Ein deutliches Indiz für den mittlerweile hohen Stellenwert der Versorgungsforschung in den USA ist das 2009 vom amerikanischen Präsidenten Barack Obama zur Verfügung gestellte Konjunkturpaket von 1,1 Milliarden! US-Dollar zur Unterstützung dieses Forschungsgebietes.[71, 429]

In Großbritannien liegt der Beginn der Versorgungsforschung in den 1980er Jahren,[42] einhergehend mit einer staatlichen Förderung durch das Department of Health, durch das Medical Research Council (MRC) und der Research and Development (R&D) Strategy des

National Health Service (NHS) sowie durch private Investoren wie z.B. dem Nuffield Trust.

Koordiniert werden die unterschiedlichen Aktivitäten auf dem Gebiet der Versorgungsforschung in Großbritannien durch das 2005 gegründete Health Services Research Network.[88]

Die Etablierung der Versorgungsforschung als eigenständiges und anerkanntes Forschungsgebiet in Deutschland begann mit dem ersten Deutschen Kongress für Versorgungsforschung (DKVF) im Jahre 2002 in Köln[21, 88, 278] und gipfelte vorläufig in der Gründung des aus mehr als 35 Fachgesellschaften bestehenden Deutschen Netzwerkes Versorgungsforschung (DNVF) am 2. Mai 2006.[278] Dem vorausgegangen war 1995 eine Empfehlung des Sachverständigenrates (SVR) für die Konzertierte Aktion im Gesundheitswesen über die Notwendigkeit des Aufbaus und der Förderung von Versorgungsforschung, welche der SVR aufgrund ausbleibender Aktivitäten 2000/2001 ausdrücklich wiederholte.[21, 88] Zu diesem Zeitpunkt begannen auch erste gemeinsame nationale Förderprogramme unterschiedlicher Institutionen: im Jahre 2000 vom Bundesministerium für Bildung und Forschung (BMBF) und der Gesetzlichen Krankenversicherung (GKV), seit 2006 vom BMBF, GKV und der Deutschen Rentenversicherung (DRV) sowie seit 2009 zusätzlich von der Privaten Krankenversicherung (PKV).[88] Hinzu kam 2005 aufgrund eines Beschlusses des 108. Deutschen Ärztetages in Berlin ein Programm der Bundesärztekammer mit einem Gesamtvolumen von 4,5 Millionen Euro zur Förderung der Versorgungsforschung.[21, 88, 364] Erste Projekte aus dieser Förderinitiative sind bereits abgeschlossen und deren Ergebnisse auf der Homepage der Bundesärztekammer (www.baek.de/versorgungsforschung) einsehbar.

3.2 Zahnärztliche Versorgungsforschung

In Ländern wie den USA, Großbritannien, Skandinavien oder den Niederlanden existiert Versorgungsforschung in der Zahnmedizin unter dem Begriff „Dental Public Health" seit Längerem.[361, 406]

In Deutschland ist die Versorgungsforschung als eigenständiger Wissenschaftszweig in der Zahnmedizin noch wenig bekannt und verbreitet,[361, 406] obwohl insbesondere epidemiologische Versorgungsforschung seit über 20 Jahren[286] mit großem Erfolg betrieben wird. So fand 1989 die Erste Deutsche Mundgesundheitsstudie (DMS I) statt, die vom Institut der Deutschen Zahnärzte (IDZ), in Trägerschaft von Bundeszahnärztekammer (BZÄK) und Kassenzahnärztlicher Bundesvereinigung (KZBV), durchgeführt wurde. In dieser oralepidemiologischen Bestandsaufnahme wurden der Mundgesundheitszustand und das Mundgesundheitsverhalten der Bevölkerung in Deutschland dokumentiert.[262, 286] Mittlerweile liegen drei Folgestudien (DMS II 1992, DMS III 1997, DMS IV 2005) vor und die DMS V befindet sich in der Vorbereitungsphase. Diese deskriptiven Querschnittserhebungen beinhalten Daten zu den Prävalenzen der wichtigsten zahnmedizinischen Krankheitsbilder (speziell der Zahnkaries und der Parodontalerkrankungen), zum Versorgungsgrad, zu Verhaltensweisen in der Mundhygiene und zur Inanspruchnahme zahnärztlicher Dienste sowie zur Soziodemographie und zur mundgesundheitsbezogenen Lebensqualität.[262]

Eine weitere große epidemiologische Studienreihe wird seit 1997 vom Forschungsverbund Community Medicine der Universität Greifswald unter dem Titel „Survey of Health in Pomerania (SHIP)" durchgeführt. In dieser interdisziplinären Untersuchung werden neben sozialen, umwelt- und verhaltensbedingten Aspekten, klinische Befunde und insbesondere auch zahnmedizinische Parameter erhoben.[155, 286] Die im Studiendesign festgelegten Untersuchungszeitpunkte (Baseline, fünf und zehn Jahre) derselben Studienpopulation erlauben unter anderem Krankheitsverläufe zu dokumentieren sowie Versorgungsqualitäten darzustellen.[286]

Mit den Ergebnissen solcher o.g. epidemiologischen Studien im Hintergrund und auf Basis der 2003 durch die Weltgesundheitsorganisation (WHO) und der Fédération Dentaire Internationale (FDI) definierten globalen Mundgesundheitsziele,[157] wurden 2004 national die Mundgesundheitsziele für Deutschland[286] für das Jahr 2020 definiert. Die präventionsorientierten Ziele sind altersgruppenspezifisch formuliert und stellen den Prophylaxeaspekt in den Vordergrund.[448, 449] Laut BZÄK „liegt das zusammengefasste Ziel für 2020 darin, die Mundgesundheit weiter zu fördern und die Auswirkungen von Zahn-, Mund- und Kiefererkrankungen auf die Allgemeingesundheit und auf psychosoziale Entwicklungen zu reduzieren."[58] Damit war Deutschland das erste Land, welches die Empfehlungen von WHO und FDI auf die nationalen Gegebenheiten angepasst hatte.

Ein Beleg für die zunehmende Bedeutung der Versorgungsforschung innerhalb der Zahnmedizin ist auch, dass im September 2012 im Deutschen Hygiene-Museum Dresden der vom Deutschen Verband für Gesundheitswissenschaften und Public Health (DVGPH) und vom DNVF ausgerichtete 11. Deutsche Kongress für Versorgungsforschung und 4. Nationale Präventionskongress erstmalig gemeinsam mit der Deutschen Gesellschaft für Zahn-, Mund- und Kieferheilkunde (DGZMK) stattfand. Dabei konnten unter anderem Schnittstellen zwischen Medizin und Zahnmedizin vorzugsweise im Bereich der Risikogruppen aufgezeigt werden, wobei die Zahnmedizin als Präventionspionier und die „zunehmende Integration der Zahnmedizin"[320] von allen Beteiligten positiv hervorgehoben wurde.

3.3 Anwendungsorientierte zahnärztlich-prothetische Versorgungsforschung

Aktuell besteht nach wie vor ein erheblicher Bedarf an Zahnersatz, speziell zur Versorgung von Lückengebissen,[13, 48, 89, 166, 203, 257, 434, 435, 437, 454, 455] denn trotz der unzweifelhaften Erfolge in der Prophylaxe ist eine anhaltend hohe Prävalenz an fehlenden Zähnen zu verzeichnen, wobei immer noch Karies (29,7%) und Parodontopathien (28,2%) die häufigsten Ursachen für Zahnverluste darstellen.[131] Der Ersatz der fehlenden Zähne dient dann dazu die Okklusion, die Ästhetik sowie die Kaufunktion wiederherzustellen und kann zur Kompensation einer gestörten Phonetik beitragen.[48, 80, 212, 216, 434] Hinzu kommt, dass mit dem Verhindern von Zahnstellungsveränderungen auch Okklusionsstörungen vorgebeugt wird und somit wiederum eine präventive Funktion durch Prophylaxe von Dysfunktionen erfüllt wird.[212, 434] Ein weiterer Nutzen von Zahnersatz ist die Vermeidung von weiteren Destruktionen am Restgebiss.[115, 161, 212, 253, 257, 281, 315, 379, 454] Allerdings hat aufgrund des steigenden Lebensalters und der Präventionserfolge eine Verschiebung des Zahnverlustes in höhere Lebensalter und damit einhergehend auch der notwendigen Behandlungsmittel stattgefunden.[51] War früher die Totalprothese und ist heute der herausnehmbare Teilersatz das Therapiemittel der ersten Wahl, so wird in Zukunft ein Trend in Richtung festsitzendem und implantatgetragenem Zahnersatz erwartet.[51, 257, 437, 454, 455]

Die begleitende Untersuchung dieser Versorgungskonzepte während ihrer Umsetzung in der täglichen Routine steht zunehmend im Mittelpunkt wissenschaftlichen Interesses,[286] und dementsprechend findet Versorgungsforschung im Fach der Zahnärztlichen Prothetik hauptsächlich auf dem Gebiet der anwendungsorientierten Versorgungsforschung statt. So wird z.B. nicht zuletzt aufgrund des mit zahnärztlich-prothetischen Versorgungen verbundenen hohen Aufwandes die Umsetzung der befundbezogenen Festzuschüsse für Zahnersatz in der GKV seit der Einführung Anfang 2005 wissenschaftlich begleitet. Eine erste Zwischenbilanz hatte als Fazit, „dass ein weiteres Monitoring des Festzuschusssystems erfolgen sollte, um die Lernprozesse in der praktischen Anwendung auf beiden Akteursseiten, also bei Patient und Zahnarzt gleichermaßen, verfolgen zu können."[209, 249, 286]

Ein weiterer wesentlicher Aspekt der Anwendungsforschung in der Zahnärztlichen Prothetik betrifft die Outcomeforschung. Der Begriff Outcome entstammt dabei dem systemtheoretischen Modell des Versorgungssystems nach *Pfaff* (Abb. 3.1).[278, 304] Hier wird das Versorgungssystem als Black Box betrachtet, welche Input (= Ressourcen) aufnimmt, diesen verarbeitet (Throughput = Versorgungsstrukturen bzw. -prozesse) und als Output (= Versorgungsleistung) mit einem konkretem Ergebnis bzw. einer Wirkung = Outcome wieder abgibt. „Das Outcome des Versorgungssystems ist der durch die erbrachte Versorgungsleistung erzeugte Gewinn oder Verlust an Lebensjahren, Gesundheit, Wohlbefinden und/oder Lebensqualität. Ein Gewinn an Gesundheit und Lebensqualität ist letztendlich notwendig, um die Existenz eines Versorgungssystems rechtfertigen zu können."[304]

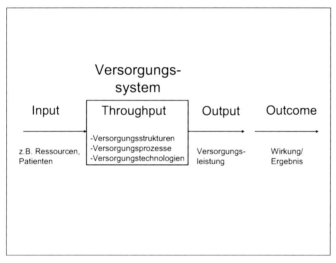

Abbildung 3.1: Systemtheoretisches Modell des Versorgungssystems nach *Pfaff*[304]

In der Zahnärztlichen Prothetik wird in erster Linie das Outcome-Kriterium Überlebenszeit zur Beschreibung der klinischen Bewährung[203, 205, 238, 252, 377] eines Therapeutikums eingesetzt. Dabei wird die Überlebenszeit als einer von vier grundlegenden Parametern angesehen, welche das Ergebnis einer prothetischen Therapie wesentlich mitbestimmen.[5, 138, 203, 377] Obwohl das Interesse an den drei übrigen Faktoren – physiologische Parameter (z.B. Gesundheit der oralen Strukturen, Kaufähigkeit, Ernährungszustand, Ästhetik), psychosoziale Faktoren (z.B. Zufriedenheit, Körper- und Selbstwertgefühl) sowie ökonomische Parameter (z.B. Anfertigungs- sowie Instandhaltungskosten)[5, 138, 203, 377] – stetig zunimmt, wird die Evaluierung der Haltbarkeitsdauer weiterhin favorisiert und dies sicherlich nicht zuletzt vor dem Hintergrund der meist hohen Kosten für Zahnersatz.[203] So entfielen im Jahre 2012 mehr als ¼ der Ausgaben für zahnärztliche Behandlungen bzw. rund zwei Prozent aller Ausgaben der gesetzlichen Krankenversicherung auf die Kosten für Zahnersatz; nämlich 3,23 Mrd. Euro von 12,22 Mrd. Euro bzw. von 184,52 Mrd. Euro.[57] „Was liegt also näher, als sich intensiv um die Fragestellung zu bemühen, welche Funktionsdauer Zahnersatz aufweist?"[203]

3.4 Literaturrecherche zum Outcome-Kriterium Überlebenszeit

In der folgenden Literaturübersicht soll der aktuelle Stand der anwendungsorientierten zahnärztlich-prothetischen Versorgungsforschung im Bezug auf die Überlebenszeit von definitivem Zahnersatz in der wissenschaftlichen Literatur dargestellt werden.

Die Darstellung bezieht sich dabei auf Zahnersatzarten aus den drei Hauptgruppen definitiver prothetischer Therapeutika in der Reihenfolge ihrer aktuellen Bedeutung als Behandlungsmittel der ersten Wahl:[257, 437, 454, 455]

- **herausnehmbarer partieller Zahnersatz in Form von Teleskopprothesen und klammerverankerten Einstückgussprothesen,**
- **festsitzender Zahnersatz in Form von Kronen und Brücken (inkl. Extensions- und überspannte Brücken),**
- **implantatgetragene Versorgungen (festsitzend und herausnehmbar).**

Zu den o.g. Zahnersatzarten existieren noch einige Übergangs- und Spezialformen, die aber nicht Gegenstand dieser Arbeit sind.

Im Dezember 2012 erfolgte eine strukturierte Literaturrecherche in den Datenbanken MEDLINE, Web of Science (ISI Web of Knowledge) und Cochrane Library mit der folgend aufgelisteten Suchstrategie und der daraus erhaltenen Anzahl an Publikationen:

- Survival AND (dentistry or dental) AND (prosthetics or prosthodontics)   n = 3083
- NOT endodontic* NOT root canal*   n = 2799
- NOT composite restoration NOT (class I or II or III or IV restoration) NOT amalgam

  n = 2461
- NOT veneer* NOT inlay* NOT partial crown* NOT adhesive bridge*   n = 2243
- NOT case reports NOT case series   n = 2094
- NOT provision*   n = 1927
- NOT orthodontics*   n = 1903
- NOT in vitro   n = 1835

Anhand der Abstracts bzw. Inhaltsbeschreibungen wurden die Referenzen bewertet und folgende weitere Ausschlusskriterien generiert:

- Literatur älter als 30 Jahre,
- Literatur nicht in deutscher oder englischer Sprache verfügbar,
- Duplikate,
- Tagungsabstracts.

Es resultierten 817 Literaturstellen, die dann im Original gesichtet wurden. Dabei ergaben sich als zusätzliche Ausschlusskriterien:

- Studien ohne eindeutige Definition des Zielereignisses,
- Studien mit experimentellen Ansätzen,
- Zahnersatz bei Kindern,
- Tierversuche,
- Studien zur Überlebenszeit von dentalen Implantaten ohne bzw. unvollständige Angaben zur Überlebenszeit der dazugehörigen Suprakonstruktionen.

Soweit weitere relevante Literaturquellen in den Literaturverzeichnissen der gesichteten Arbeiten ermittelt werden konnten, wurden diese ebenfalls berücksichtigt.

Schließlich verblieben aus der Datenbank-Recherche 351 Referenzen.

Die Suche wurde durch eine Handsuche in den folgenden sieben deutschsprachigen zahnmedizinischen Zeitschriften:

- DZZ – Deutsche Zahnärztliche Zeitschrift (Dtsch Zahnärztl Z)
- Quintessenz der zahnärztlichen Literatur (Quintessenz)
- Schweizer Monatsschrift für Zahnmedizin (Schweiz Monatsschr Zahnmed)
- Zahnmedizin up2date
- ZM – Zahnärztliche Mitteilungen (Zahnärztl Mitt)
- ZWR – Das deutsche Zahnärzteblatt (ZWR)
- ZZI – Zeitschrift für Zahnärztliche Implantologie (Z Zahnärztl Implantol)

sowie in einschlägigen Lehrbüchern und Monographien ergänzt.

Insgesamt konnten dabei 42 zusätzliche Publikationen identifiziert werden.

Schlussendlich wurden 393 Referenzen (Abb. 3.2) für die folgende Übersicht zum Outcome-Kriterium Überlebenszeit von definitivem Zahnersatz herangezogen.

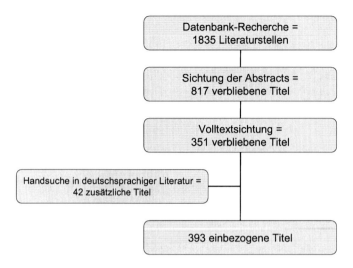

Abbildung 3.2: Suchstrategie der Literaturrecherche

Wenn eine Studie Angaben zu unterschiedlichen Zahnersatzarten aufwies, wurden die Ergebnisse den entsprechenden Versorgungen zugeordnet. Bei mehreren Definitionen des Zielereignisses in einer Studie, wurde die ultimative Misserfolgsdefinition, d.h. die Neuanfertigung bzw. das Totalversagen des Zahnersatzes, ausgewählt,[74] um eine gewisse Vergleichbarkeit zu erreichen.

Bei den vornehmlich durch sekundäre Datenanalysen gekennzeichneten patientenbezogenen klinischen Studien kommen oft Begriffe wie z.B. Erfolgswahrscheinlichkeit, Funktionsperiode, Haltbarkeitsdauer sowie Überlebensrate, Überlebenswahrscheinlichkeit, Überlebensdauer, Verweilwahrscheinlichkeit und Verweildauer synonym zur Anwendung.

Hierbei stammt der Großteil dieser klinischen Untersuchungen aus den deutschsprachigen Ländern, aus Skandinavien sowie den Benelux-Staaten, wobei seit Mitte der 1990'er Jahre eine deutliche Tendenz hin zu zeitbezogenen Analysen in Form von *Kaplan-Meier*-Kurven[102] oder Life-Table-Statistiken[77] erkennbar ist.

3.5 Zusammenfassung der Literaturrecherche

3.5.1 Herausnehmbarer partieller Zahnersatz

Beim Teilersatz kommen insbesondere die Untersuchungen zum kombiniert festsitzend-herausnehmbaren Zahnersatz fast ausschließlich aus dem deutschsprachigen Raum.[25, 26, 44, 69, 90, 96, 97, 127, 129, 150, 151, 152, 161, 212, 219, 265, 280, 281, 307, 324, 375, 376, 385-387, 405, 409, 420, 424, 425, 435] Dabei handelt es sich in der Regel um **doppelkronenverankerte bzw. teleskopierende Versorgungen**. Dieser starr am Restgebiss verankerten partiellen Prothesenart werden bei primär regelrechter Ausführung der Konstruktion eine Vielzahl von Vorteilen zugeschrieben. So erreicht die Teleskopprothese durch die körperliche Fassung der Zähne,[315, 409] der starren Verbindung mit dem Restgebiss[315] sowie der sekundären Verblockung eine gute Lagestabilität,[129, 253, 282, 315, 420, 435] und durch die integrierte Kippmeiderfunktion resultieren nur geringe Veränderungen[253] des Prothesenlagers. Der Schienungseffekt[34, 129] soll verbunden mit einer weitgehend axialen Belastungsrichtung der Zähne[315, 425, 435] dem Schutz der Pfeiler dienen[161] und sogar zur Verringerung eventuell bestehender Lockerungsgrade[129, 375, 385, 386, 435] führen. Die Überkronung der Pfeilerzähne dient gleichzeitig als Kariesschutz,[34, 161, 267] und bei der Anfertigung der Primärkronen lassen sich Disparallelitäten von Pfeilerzähnen[212, 253] egalisieren. Situationsabhängig kann bei der Konstruktion auf große Verbinder verzichtet werden und bei Pfeilerzahnverlust besteht die Möglichkeit der einfachen Erweiterung.[96, 97, 212, 280, 315, 405, 425] Die gute Hygienefähigkeit[97, 212, 315, 424, 435] sowie die leichte Handhabung[96, 219, 424, 435] sind weitere nennenswerte Vorteile dieser Zahnersatzart.

Als Nachteile müssen der relativ große Substanzabtrag an den Pfeilerzähnen aufgrund des Platzbedarfs[212, 315, 420] und die aus schonender Präparation resultierende mögliche schlechte Ästhetik der verblendeten Sekundärkronen im sichtbaren Bereich[116, 253, 315] genannt werden. Hinzu kommt, dass die Teleskopprothese sowohl behandlungs- als auch labortechnisch sehr aufwendig ist,[129, 212, 263, 376, 420, 435] was sich schon initial in einem hohen finanziellen Eigenanteil des Patienten[212, 381, 435, 455] bemerkbar macht. Vor allem aber wird der Teleskopprothese ein hoher Nachsorgebedarf bzw. eine hohe Korrekturrate nachgesagt.[26, 96, 97, 161, 344, 427, 435, 455] Dabei stellen der Friktionsverlust zwischen Primär- und Sekundärkrone[34, 96, 212, 315] sowie das Lösen der Primärkronen[25, 26, 96, 161, 265, 375, 376, 386, 427, 435] und das Abplatzen der Verblendungen an den Sekundärkronen[25, 161, 168, 315, 376, 435] die häufigsten berichteten Mängel bzw. Instandhaltungsmaßnahmen dar, welche auch immer wieder mit Kosten für den Patienten[161, 425, 435] verbunden sind.

Die in der Literatur angegebenen Werte für die 5-Jahres-Überlebensrate von Teleskopprothesen liegen zwischen 69% und 95% für die Gesamtkonstruktion[212, 280, 281, 424, 435] und zwischen 84% und 95% für die integrierten Pfeilerzähne;[69, 90, 151, 212, 265, 280, 281, 307, 385-387, 425, 435] die 10-Jahres-Werte liegen bei 66%-99% für die Prothesen[26, 96, 168, 405, 424] und 66%-84% für die Pfeilerzähne[168, 212, 265, 425] (Tab. 3.1). Dabei werden als mögliche, insbesondere die Lebensdauer der Pfeilerzähne beeinflussende Faktoren häufig deren Anzahl[97, 151, 152, 165, 168, 212, 219, 409, 435] und Verteilung[151, 168, 212, 386] sowie die Einbeziehung avitaler bzw. endodontisch behandelter Zähne[90, 127, 212, 267, 324, 376, 386, 387, 409] genannt.

Tabelle 3.1: Überlebenszeitanalysen von Teleskopprothesen auf natürlichen Pfeilerzähnen (Pf = Pfeilerzähne, TK = Teleskop, Mdg = Modellguss, Pro = Prothesen)

Erstautor	Jahr	Anzahl	Statistik	Zeitraum (Jahre)	Überlebensrate
Gernet[129] (Deutschland)	1983	270 Patienten 370 Prothesen	Quotientenbildung	7	64,3% Pro > 5 Jahre
Heners[150] (Deutschland)	1988	871 Prothesen 2793 Pfeilerzähne	Quotientenbildung	Ø 3,2	96,1% Pf
Heners[151] (Deutschland)	1988	690 Prothesen 2183 Pfeilerzähne	Quotientenbildung	≥ 5	96,7% Pf
Heners[152] (Deutschland)	1990	558 Patienten 671 Prothesen 2094 Pfeilerzähne	Kaplan-Meier	2-7	92,8% Pf
Hultén[165] (Schweden)	1993	57 Patienten 62 Prothesen 188 Pfeilerzähne	Quotientenbildung	Ø 3,3	81% Pro 82,4% Pf
Molin[267] (Schweden)	1993	57 Patienten 60 Prothesen 248 Pfeilerzähne	Quotientenbildung	Ø 2,5	96,8% Pf
Nickenig[280] (Deutschland)	1993	39 Patienten 45 Prothesen 98 Pfeilerzähne	Kaplan-Meier	5	69,5% Pro 88% Pf
Nickenig[281] (Deutschland)	1995	85 Patienten 105 Prothesen 402 Pfeilerzähne	Kaplan-Meier	5	98% Pro 95% Pf
				8	85% Pro 81% Pf
Bergman[34] (Schweden)	1996	18 Patienten 18 Prothesen 78 Pfeilerzähne	Quotientenbildung	6-7,6	78,3% Pro
Igarashi[168] (Japan)	1997	152 Prothesen 530 Pfeilerzähne	Quotientenbildung	10	81,6% Pro 84,7% Pf
Eisenburger[96] (Deutschland)	1998	96 Patienten 123 Prothesen	Kaplan-Meier	9,5	50% Pro
Stark[375] (Deutschland)	1998	68 Patienten 68 Prothesen 258 Pfeilerzähne	Kaplan-Meier	6	90% Pf
Wenz[424] (Deutschland)	1998	111 Prothesen	Kaplan-Meier	5	87% Pro mit allen Pf
				10	80% Pro mit allen Pf

Behr[25] (Deutschland)	2000	117 Patienten 117 Prothesen (74 Friktions-TK, 43 Konuskronen-TK) 411 Pfeilerzähne (251 parallelwandige Kronen, 160 Konuskronen)	Kaplan-Meier	Friktions-TK Ø 4,6 Konuskronen -TK Ø 5,2	34,2% techn. Komplikationen 48,8% techn. Komplikationen
Blaschke[44] (Deutschland)	2000	345 Prothesen 1020 Pfeilerzähne	Kaplan-Meier	17	Ø 10,4 Jahre Pro
Coca[69] (Deutschland)	2000	92 Patienten 106 Prothesen 236 Pfeilerzähne	Kaplan-Meier	5	86% Pf OK 92% Pf UK
Eisenburger[97] (Deutschland)	2000	175 Patienten 250 Prothesen 559 Pfeilerzähne	Kaplan-Meier	insgesamt 20,5	86,4% Pro 89,4% Pf
Wagner[405] (Deutschland)	2000	113 Prothesen	Quotientenbildung	10	66,7% Pro
Walther[409] (Deutschland)	2000	659 Patienten 803 Prothesen 2714 Pfeilerzähne	Kaplan-Meier	insgesamt 17	87,9% Pro
Wenz[425] (Deutschland)	2001	125 Prothesen 460 Pfeilerzähne	Kaplan-Meier	5 10	84% Pf 66% Pf
Hofmann[161] (Deutschland)	2002	80 Patienten 80 Prothesen (40 Friktions-TK, 40 Konuskronen-TK)	Kaplan-Meier	Friktions-TK Ø 4,6 Konuskronen -TK Ø 5,3	32,5% techn. Komplikationen 50% techn. Komplikationen
Saito[344] (Japan)	2002	27 TK-Prothesen 16 Mdg-Prothesen 37 mod. Mdg-Prothesen 11 kombiniert Mdg-TK-Prothesen	Quotientenbildung	2-10	Ø 8,1 Jahre TK-Pro Ø 6,6 Jahre Mdg-Pro Ø 5,3 Jahre mod. Mdg-Pro Ø 5,6 Jahre kombiniert Mdg-TK-Pro
Rehmann[324] (Deutschland)	2004	84 Patienten 84 Prothesen 168 Pfeilerzähne	Kaplan-Meier	4	90% Pro 90% Pf
Widbom[427] (Schweden)	2004	72 Patienten 75 Prothesen 368 Pfeilerzähne	Life-Table	Ø 3,8	96% Pro 93% Pf
Mock[265] (Deutschland)	2005	92 Patienten 105 Prothesen 299 Pfeilerzähne	Kaplan-Meier	1 5 10	97,8% Pf 86,3% Pf 72,4% Pf 91,8% Pro mit > 3 Pfeiler 61,3% Pro mit ≤ 3 Pfeiler
Gehring[127] (Deutschland)	2006	58 Patienten 73 Prothesen 280 Pfeilerzähne (226 vital, 54 avital)	Quotientenbildung	3	96,4% Pfeiler (98,7% vital, 87% avital)
Krennmair[219] (Österreich)	2007	22 Patienten 22 Prothesen 108 Pfeiler (48 natürliche Pfeilerzähne, 60 Implantate)	Life-Table	Ø 3,2	100% Pro 100% Pf 100% Impl
Piwowarczyk[307] (Deutschland)	2007	97 Patienten 97 Prothesen 445 Pfeilerzähne	Kaplan-Meier	Ø 4,9	93,3% Pf

Weng[420] (Deutschland)	2007	8 Prothesen 16 Pfeilerzähne	Kaplan-Meier	Ø 2,1	100% Pro
Wöstmann[435] (Deutschland)	2007	463 Patienten 554 Prothesen 1758 Pfeilerzähne	Kaplan-Meier	5	95,1% Pro 95,3% Pf
Dittmann[90] (Deutschland)	2008	86 Patienten 117 Prothesen 385 Pfeilerzähne	Kaplan-Meier	5	97% vitale Pf 89% avitale Pf
Behr[26] (Deutschland)	2009	577 Patienten 577 Prothesen (200 Friktions-TK, 62 Konuskronen-TK, 315 Resilienz-TK) 1807 Pfeilerzähne	Kaplan-Meier	10	98,8% Friktions-TK 92,9% Konuskronen-TK 86,6% Resilienz-TK
Szentpétery[385, 386, 387] (Deutschland)	2010 2012	74 Patienten 82 Prothesen 173 Pfeilerzähne	Kaplan-Meier	3 5	93,9% Pf 87,5% TK-Kronen 90,4% Pf 80,6% TK-Kronen
Koller[212] (Deutschland)	2011	Review (7 Studien mit TK auf natürlichen Zähnen)	rein deskriptiv	4-5,3 4-10	90%-95,1% Pro 60,6%-95,3% Pf
Stober[376] (Deutschland)	2012	54 Patienten 60 Prothesen (30 Friktions-TK, 30 Konuskronen-TK) 217 Pfeilerzähne (105 Pf Friktions-TK, 112 Pf Konuskronen-TK)	Kaplan-Meier	3	93,3% Pro Friktions-TK 100% Pro Konuskronen-TK 96,2% Pf Friktions-TK 97,3% Pf Konuskronen-TK

Graphisch dargestellt lassen die in der Literaturanalyse aufgefundenen und in Tabelle 3.1 aufgeführten Überlebenszeiten von Teleskopprothesen erkennen, dass die Überlebensrate insbesondere nach sechs Jahren und länger langsam abnimmt (Abb. 3.3). Betrachtet man die Trendlinie (lineare Regressionsgerade), so ist nach zehn Jahren mit einer durchschnittlichen Überlebensrate knapp unterhalb von 80% zu rechnen.

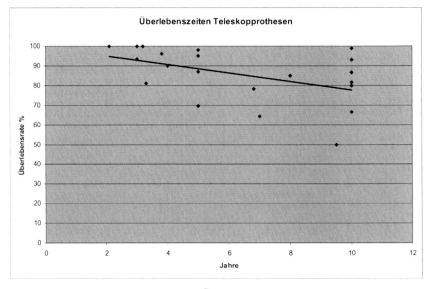

Abbildung 3.3: Graphische Darstellung der Überlebensraten von Teleskopprothesen aus Tabelle 3.1

Ein weiterer in der Literatur beachteter partieller Zahnersatz ist die **klammerverankerte Einstückguss- bzw. Modellgussprothese**. Sie gilt als weltweiter Standard beim definitiven Partialersatz.[27, 203] Ihre Vorteile liegen vor allem darin, dass natürliche Zähne nicht bzw. nur geringfügig beschliffen werden müssen und die Reinigungsmöglichkeit von Restgebiss und Ersatz nach Herausnahme einfach ist.[418] Hinzu kommt, dass die Kosten bei der Versorgung mit einer Einstückgussprothese nur gering sind.[3, 344, 418] Insgesamt wird diese Form des Zahnersatzes als eine ausreichende, zweckmäßige und wirtschaftliche Restauration angesehen.[257, 405]

Als Nachteile sind die sichtbaren Klammern,[161, 381] der in Abhängigkeit vom Befund geringere orale Komfort als bei alternativen Zahnersatzformen[434] sowie die mit Ausnahme der Kennedy-Klasse III bedingt starre Verbindung zum Restgebiss[161, 253, 315, 381, 418] zu nennen. Weiterhin kann das gebrauchsbedingte Ein- und Ausgliedern zum Retentionsverlust und/oder Klammerfrakturen führen.[27, 96, 161, 315, 344, 399, 401] Als unerwünschte Nebenwirkungen der Versorgung mit einer klammerverankerten Einstückgussprothese werden immer wieder Schäden an den Halte- und Stützzähnen sowie am umliegenden Parodontium postuliert.[3, 53, 55, 65, 89, 201, 264, 282, 434, 443, 456] Dabei wird oft resümierend auf eine parodontalfreundliche Ausführung der Konstruktion hingewiesen,[3, 27, 52, 53, 62, 65, 89, 98, 241, 242, 296, 315, 340, 444, 455, 456] um eine Gesunderhaltung der Zähne und Parodontien zu gewährleisten und damit das Ergebnis bei dieser Form des Partialersatzes zu verbessern. In diesem Zusammenhang wird, zusätzlich zu einer regelmäßigen Nachsorge, der Mund- und Prothesenhygiene eine langfristige erfolgsrelevante Rolle zugesprochen.[3, 27, 32, 33, 52, 53, 62, 65, 89, 98, 193, 204, 300, 315, 332, 398, 399, 401, 405, 418, 433, 456]

Die beschriebenen 5-Jahres-Überlebensraten für klammerverankerte Einstückgussprothesen liegen zwischen 61% und 98%[13, 27, 55, 89, 193, 367, 381, 398, 399, 401, 418, 433] und die 10-Jahres-Überlebensraten zwischen 33% und 89%.[13, 27, 32, 89, 398, 399, 401, 405] Zwei Autorengruppen beschreiben Überlebensraten von 39%[89] bzw. 57%[398, 399] nach 15 Jahren und in jeweils einer Studie wird eine Überlebensrate von 23,5% für 20 Jahre,[89] von 65% für 25 Jahre[33] und von 14,5% für 30 Jahre[89] angegeben (Tab. 3.2).

Tabelle 3.2: Überlebenszeitanalysen von klammerverankerten Einstückgussprothesen (Pf = Pfeilerzähne, Mdg = Modellguss, TK = Teleskop, Pro = Prothesen)

Erstautor	Jahr	Anzahl	Statistik	Zeitraum (Jahre)	Überlebensrate
Bergman[32] (Schweden)	1982	30 Patienten 33 Prothesen	Quotientbildung	10	48,5% Pro

Brose[53] (DDR)	1984	80 Patienten	Quotientenbildung	6-9	85% Pro
Chandler[65] (USA)	1984	38 Patienten 44 Prothesen 112 Pfeilerzähne	Quotientenbildung	8-9	77,3% Pro 96,4% Pf
Kerschbaum[204] (Deutschland)	1987	677 Prothesen (294 OK, 383 UK)	Survival-Methodik nach Cutler und Ederer (Life-Table)	8-9	75,8% Pro OK 75,6% Pro UK
Budtz-Jørgensen[55] (Dänemark)	1990	26 Patienten 26 Prothesen	Quotientenbildung	5	61,5% Pro
Eismann[98] (Deutschland)	1991	33 Patienten 49 Prothesen 214 Pfeilerzähne	Quotientenbildung	4	96,3% Pf
Kapur[193] (USA)	1994	60 Patienten 60 Prothesen	Life-Table	5	71,3% Pro
Bergman[33] (Schweden)	1995	18 Patienten 20 Prothesen	Quotientenbildung	25	65% Pro
Vermeulen[401] (Niederlande)	1996	748 Patienten 886 Prothesen	Kaplan-Meier	5 10	75% Pro 50% Pro
Wöstmann[433] (Deutschland)	1997	224 Patienten 309 Prothesen	Kaplan-Meier	5	73% Pro
Eisenburger[96] (Deutschland)	1998	92 Patienten 152 Prothesen	Kaplan-Meier	8	50% Pro
Shugars[367] (USA)	1998	47 Prothesen	Kaplan-Meier	5	86% Pro
Studer[381] (Schweiz)	1998	45 Patienten 54 Prothesen	Kaplan-Meier	5 8	98,1% Pro 93,1% Pro
Wagner[405] (Deutschland)	2000	23 Prothesen	Quotientenbildung	10	33,3% Pro
Weimann[418] (Deutschland)	2000	163 Patienten 256 Prothesen 940 Pfeilerzähne	Kaplan-Meier	5	81% Pro 92,3% Pf
Aquilino[13] (USA)	2001	13 Prothesen	Kaplan-Meier	5 10	77% Pro 56% Pro
Grundström[137] (Schweden)	2001	316 Prothesen	Quotientenbildung	8	42% Pro
Hofmann[161] (Deutschland)	2002	40 Patienten 40 Prothesen	Kaplan-Meier	Ø 3,7	20% techn. Komplikationen
Saito[344] (Japan)	2002	16 Mdg-Prothesen 37 mod. Mdg-Prothesen 11 kombiniert Mdg-TK-Prothesen	Quotientenbildung	2-10	Ø 6,6 Jahre Mdg-Pro Ø 5,3 Jahre mod. Mdg-Pro Ø 5,6 Jahre kombiniert Mdg-TK-Pro
Zlatarić[456] (Kroatien)	2002	205 Patienten 261 Prothesen (123 OK, 138 UK)	Quotientenbildung	< 1 1-5 > 5	39% Pro OK 37% Pro UK 42% Pro OK 47% Pro UK 20% Pro OK 16% Pro UK

Dietze[89] (Deutschland)	2003	1125 Patienten 1474 Prothesen	Kaplan-Meier	5	84% Pro
				10	59% Pro
				15	38,8% Pro
				20	23,5% Pro
				30	14,5% Pro
Vanzeveren [398, 399] (Belgien)	2003	254 Patienten 292 Prothesen 804 Pfeilerzähne	Kaplan-Meier	≥ 5 + < 10	85,7% Pro
				≥ 10 + < 15	62,8% Pro
				≥ 15	57,1% Pro
				4-15	90,2% Pf
Miyamoto[264] (USA)	2007	51 Pfeilerzähne	Kaplan-Meier	8	86,5% Pf
Behr[27] (Deutschland)	2012	174 Patienten 174 Prothesen	Kaplan-Meier	5	96,4% Pro
				10	89,8% Pro

In der graphischen Darstellung der Überlebensraten der klammerverankerten Einstückgussprothesen aus Tabelle 3.2 lässt sich anhand der linearen Regressionsgeraden bereits nach fünf Jahren ein deutlicher Abwärtstrend erkennen, der nach 15 Jahren und länger unterhalb der 50%-Marke liegt (Abb. 3.4). Allerdings zeigen sich teilweise erhebliche Spannbreiten zwischen den Angaben zu den einzelnen Jahreswerten.

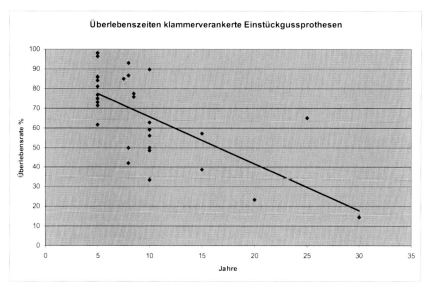

Abbildung 3.4: Graphische Darstellung der Überlebenszeiten von klammerverankerten Einstückgussprothesen aus Tabelle 3.2

3.5.2 Festsitzender Zahnersatz

Zahnbegrenzte Lücken lassen sich je nach Größe durch **Brückenkonstruktionen** versorgen. Dabei dienen die Nachbarzähne als Brückenpfeiler, die zur Aufnahme der Konstruktion vorher präpariert werden müssen.[51, 232, 338, 379] Die resultierende starre Verbindung der Pfeilerzähne untereinander führt zu einer gleichmäßigen Belastungsverteilung auf das Parodontium.[338, 358] Brücken werden in der Regel vom Patienten besser adaptiert als herausnehmbarer Zahnersatz,[55, 160] da sie in Funktion und Komfort den eigenen Zähnen ähneln.[203]

Auf der anderen Seite sind einige negative Aspekte als Folge der Versorgung mit einer Brückenkonstruktion bekannt: Es kann bei der Präparation zum Vitalitätsverlust des Pfeilerzahnes kommen, so dass dieser endodontisch behandelt werden muss.[13, 30, 51, 54, 61, 67, 140, 162, 298, 303, 342, 388, 394] Mangelnde Mundhygiene aufgrund erschwerter Zugänglichkeit kann zu Karies und Parodontitis an den beteiligten Geweben führen.[13, 30, 51, 80, 106, 130, 159, 236, 388]

Vor der Anfertigung einer Brückenkonstruktion gelten bei der Auswahl der Pfeilerzähne dieselben Kontraindikationen wie bei der Versorgung mit Kronen: periapikale Entzündungen, Parodontopathien sowie nicht endodontisch versorgte avitale Zähne und unvollständige endodontische Behandlungen.[13, 236, 338, 397]

Patientenbezogene Beobachtungsstudien zu konventionellen Brückenrestaurationen weisen teilweise einen Untersuchungszeitraum von über 20 Jahren auf. Dabei liegen die Werte für die Überlebenswahrscheinlichkeit nach 5 Jahren zwischen 89% und 99%,[13, 49, 51, 79, 80, 82, 83, 108, 187, 205, 206, 231, 239, 311, 342, 346, 358, 367, 393, 394, 412, 413, 432] nach 10 Jahren zwischen 70% und 93%,[13, 51, 79, 80, 82, 83, 108, 162, 169, 187, 205, 206, 231, 277, 311, 346, 358, 365, 388, 393, 394, 410, 412-414] nach 15 Jahren zwischen 60% und 85%[74, 79, 80, 82, 83, 108, 169, 205, 236, 346, 365, 393, 394, 412, 413, 440] und nach 20 Jahren bei 63%-73%[79, 80, 82, 83, 162, 169, 238, 394] (Tab. 3.3). Die Angaben für die Überlebensraten über 20 Jahre hinaus liegen zwischen 50% und 77%.[130, 162, 298, 303, 394] Als Misserfolgsursachen werden neben Karies und Parodontitis vor allem Retentionsverluste sowie Pfeiler- und Materialfrakturen angegeben.[13, 51, 54, 67, 79, 80, 102, 108, 118, 159, 160, 162, 169, 236, 238, 239, 277, 298, 311, 323, 342, 346, 358, 383, 388, 393, 411, 413, 414] Als mögliche modellierende Faktoren, die einen Einfluss auf die Überlebenswahrscheinlichkeit der Brückenkonstruktionen ausüben, werden die Mundhygiene,[54, 106, 118, 130, 140, 159, 160, 169, 236, 299, 329, 440] die Brückengröße[51, 80, 205, 231, 277, 329] und die Gestaltung der Brückenanker[51, 187, 326, 329] sowie die Einbeziehung avitaler bzw. endodontisch behandelter Pfeilerzähne[79, 160, 277, 299, 329, 383, 412] genannt.

Hauptsächlich aus ästhetischen Gründen werden mittlerweile auch vermehrt vollkeramische Systeme zum Lückenschluss eingesetzt.[111, 342, 343, 352, 357, 382, 389, 415] Hierbei werden im Bereich der vollkeramischen Brückenkonstruktionen – ohne zwischen Silikat- und Oxidkeramik zu unterscheiden – 5-Jahres-Überlebensraten zwischen 74% und 100%[110, 207, 268, 341, 342, 352, 404, 432] beschrieben (Tab. 3.4). In einer 10-Jahres-Studie wurde eine Überlebensrate von 67% für vollkeramische Brücken ermittelt.[347] Dabei werden als häufigste Ursachen für den Misserfolg ein Versagen der Verblendkeramiken[94, 149, 190, 207, 243, 251, 341, 342, 345, 347, 352, 357, 389, 415] und/oder Gerüstfrakturen[36, 111, 136, 149, 190, 207, 243, 251, 342, 345, 347, 352, 357, 373, 389, 404, 415, 430] angegeben.

Tabelle 3.3: Überlebenszeitanalysen von konventionellen Brückenkonstruktionen auf natürlichen Zähnen (Pf = Pfeilerzähne, Kr = Kronen, Br = Brücken)

Erstautor	Jahr	Anzahl	Statistik	Zeitraum (Jahre)	Überlebensrate
Reuter[329] (England)	1984	121 Brücken 330 Pfeilerzähne	Quotientenbildung	11	68,1% Br
Gustavsen[140] (Norwegen)	1986	108 Patienten 114 Brücken	Quotientenbildung	6	93% Br
Randow[323] (Schweden)	1986	98 Brücken	Life-Table	7	8,2% techn. Komplikationen 18,4% Karies 5,1% endo. Kompl. 10,2% paro. Kompl.
Karlsson[195] (Schweden)	1989	104 Brücken 471 Pfeilerzähne	Quotientenbildung	14	88,5% Br
Reichen-Graden[326] (Schweiz)	1989	73 Brücken	Quotientenbildung	Ø 6,4	7,4% techn. Komplikationen
Cheung[67] (Hong Kong)	1990	143 Patienten 169 Brücken 340 Pfeilerzähne	Quotientenbildung	Ø 2,9	79,3% Br
Ericson[106] (Schweden)	1990	30 Patienten 33 Brücken 94 Pfeilerzähne	Quotientenbildung	3	93,9% Br
Foster[118] (England)	1990	130 Patienten 142 Brücken 346 Pfeilerzähne	Quotientenbildung	6,2	50% Br
Kerschbaum[205] (Deutschland)	1991	1073 Patienten 1669 Brücken	Kaplan-Meier	5 10 15	95% Br 82% Br 64% Br
Valderhaug[393] (Norwegen)	1991	102 Patienten 108 Brücken 343 Pfeilerzähne	Quotientenbildung	5 10 15	96% Br 88% Br 68% Br
Brunner[54] (Schweiz)	1992	92 Brücken 221 Pfeilerzähne	Quotientenbildung	Ø 9,5	92% Br
Erpenstein[108] (Deutschland)	1992	298 Brücken	Kaplan-Meier	5 10 15	89,4% Br 74,7% Br 60,4% Br
Hochman[159] (Israel)	1992	66 Patienten 138 Brücken 569 Pfeilerzähne	Quotientenbildung	10-17	93,4% Br

Palmqvist[298] (Schweden)	1993	69 Brücken	Quotientenbildung	18-23	77% Br
Creugers[74] (Niederlande)	1994	Meta-Analyse (7 Studien, 4118 Brücken)	Kaplan-Meier	15	74% Br
Leempoel[231] (Niederlande)	1995	1451 Brücken	Kaplan-Meier	1	99,4% Br
				5	97,7% Br
				10	92,7% Br
				12	88,3% Br
Yi[440] (Schweden)	1995	43 Brücken davon 31 Extensionsbrücken	Quotientenbildung	Ø 14-15	70% Br
Jokstad[187] (Norwegen)	1996	61 Patienten 81 Brücken 135 Pfeilerzähne	Life-Table	5	80% Pf
				10	71% Pf
Fayyad[114] (Jordanien)	1997	132 Patienten 156 Brücken (davon 64 überspannt)	Quotientenbildung	6,1	50% Br
Kerschbaum[206] (Deutschland)	1997	1219 Brücken/Kronenblocks	Kaplan-Meier	5	99% metallkeramisch-verblendet 96,3% kunststoff-verblendet
				10	80,2% metallkeramisch-verblendet 75,3% kunststoff-verblendet
Libby[236] (USA)	1997	50 Patienten 89 Brücken 238 Pfeilerzähne	Quotientenbildung	Ø 16	62% Br
Sundh[383] (Schweden)	1997	138 Brücken 359 Pfeilerzähne	Quotientenbildung	18	75% Br 72% Pf
Valderhaug[394] (Norwegen)	1997	135 Brücken ≤ 4 Glieder 170 Brücken > 5 Glieder	Kaplan-Meier	5	93,4% Br ≤ 4 Glieder 96,6% Br > 5 Glieder
				10	80,4% Br ≤ 4 Glieder 80,6% Br > 5 Glieder
				15	62,7% Br ≤ 4 Glieder 66,4% Br > 5 Glieder
				20	62,7% Br ≤ 4 Glieder 64,1% Br > 5 Glieder
				25	56,0% Br ≤ 4 Glieder 58,3% Br > 5 Glieder
Walton[410] (Australien)	1997	344 Patienten 768 Kronen und 346 Brücken	Quotientenbildung	10	76% Kr & Br
Lindquist[238] (Schweden)	1998	140 Brücken davon 36 Extensionsbrücken	Life-Table	20	65,4% Br
Scurria[365] (USA)	1998	Meta-Analyse (8 Studien)	Kaplan-Meier	10	92% Br 96% Pf
				15	75% Br
Shugars[367] (USA)	1998	124 Brücken	Kaplan-Meier	5	96% Br
Lövgren[239] (Schweden)	2000	91 Brücken	Life-Table	5	97,8% Br
Aquilino[13] (USA)	2001	65 Brücken	Kaplan-Meier	5	97% Br
				10	92% Br

Brägger[49] (Schweiz)	2001	40 Patienten 58 Brücken 124 Pfeilerzähne	Quotientenbildung	4-5	98,3% Br 98,6% Pf
Glantz[130] (Schweden)	2002	77 Brücken	Quotientenbildung	22	50% Br
Näpänkangas[277] (Finnland)	2002	132 Patienten 195 Brücken	Kaplan-Meier	10	84% Br
Walton[412, 413] (Australien)	2002 2003	357 Patienten 515 Brücken 1209 Pfeilerzähne	Kaplan-Meier	5 10 15	96% Br 87% Br 93% Pf 85% Br 92% Pf
Hochman[160] (Israel)	2003	30 Patienten 49 Brücken 180 Pfeilerzähne	Quotientenbildung	Ø 6,3	88% Br
Holm[162] (Schweden)	2003	235 Patienten 289 Brücken davon 42 Extensionsbrücken	Life-Table	10 20 30	72% Br 64% Br 53% Br
Tan[388] (Singapur)	2004	Meta-Analyse (19 Studien, 1764 Patienten, 3548 Brücken)	Quotientenbildung	10	89,1% Br
Petersson[303] (Schweden)	2006	262 Patienten	Quotientenbildung	20-23	63% Br
De Backer[79, 83] (Belgien)	2006 2007	193 Patienten 322 Brücken	Kaplan-Meier	5 10 15 20	95,5% Br mit vitalen Pf 90,9% Br mit avitalen Pf 90,5% Br mit vitalen Pf 74,2% Br mit avitalen Pf 83,5% Br mit vitalen Pf 63,9% Br mit avitaen Pf 66,2% Br (77,4% Br mit vitalen Pf, 56,7% Br mit avitalen Pf; 60,1% Br OK, 69,8% Br UK)
De Backer[80, 82, 83] (Belgien)	2006 2007	98 Patienten 134 dreigliedrige Brücken	Kaplan-Meier	5 10 15 20	95,1% Br (94,9% Br mit vitalen Pf, 95,2% Br mit avitalen Pf) 88,8% Br (90,2% Br mit vitalen Pf, 84,9% Br mit avitalen Pf) 77,8% Br (83,2% Br mit vitalen Pf, 76,1% Br mit avitalen Pf) 73,1% Br (83,2% Br mit vitalen Pf, 60,5% Br mit avitalen Pf; 62,5% Br OK, 81,6% Br UK)
Eliasson[103] (Norwegen)	2007	42 Patienten 51 Brücken	Quotientenbildung	Ø 4,3	88% Br
Miyamoto[264] (USA)	2007	201 Pfeilerzähne	Kaplan-Meier	8	95,3% Pf

Pjetursson[311] (Schweiz)	2007	Meta-Analyse (21 Studien, 3548 Brücken)	Quotientenbildung	5 10	93,8% Br 89,2% Br
Sailer[342] (Schweiz)	2007	Meta-Analyse (5 Studien, 1163 Brücken)	Quotientenbildung	5	94,4% Br
Salinas[346] (USA)	2007	Meta-Analyse (12 Studien)	Quotientenbildung	5 10 15	94% Br 87% Br 67,3% Br
Sailer[343] (Schweiz)	2009	31 Brücken	Kaplan-Meier	3	100% Br
Walton[414] (Australien)	2009	Gruppe 1: 129 Pat, 189 Br, 433 Pf Gruppe 2: 104 Pat, 142 Br, 354 Pf	Kaplan-Meier	10	Gruppe 1: 77% Br, 95% Pf Gruppe 2: 90% Br, 96% Pf
Heintze[149] (Lichtenstein)	2010	Review (15 Studien, 664 Oxidkeramik-/Zirconia-Brücken, 134 konventionelle Brücken)	Exponential-Modell	3	97% konventionelle Br 90% Zirconia-Br
Ikai[169] (Japan)	2010	55 Patienten 69 Brücken 142 Pfeilerzähne	Kaplan-Meier	10 15 20	85,2% Br 92,7% Pf 74,1% Br 91,9% Pf 68,8% Br 88,8% Pf
Brägger[51] (Schweiz)	2011	82 Brücken	Kaplan-Meier	5 10	91,4% Br 70,3% Br
Layton[229] (Australien)	2011	Bewertung zweier Studien	rein deskriptiv	-	siehe 342, 414
Makarouna[243] (Deutschland)	2011	19 Patienten 19 Brücken	Kaplan-Meier	6	94,7% Br
Schnaidt[358] (Deutschland)	2011	292 Brücken	Kaplan-Meier	5 10	91,1% Br 85,5% Br
Wolleb[432] (Schweiz)	2012	62 Brücken	Quotientenbildung	5	98,4% Br

Die graphische Darstellung der Überlebenszeiten von konventionellen Brückenkonstruktionen auf natürlichen Zähnen lässt mittels der linearen Regressionsgeraden einen sehr langsamen aber stetigen Abwärtstrend erkennen, wobei die 50%ige Überlebensrate erst nach 30 Jahren unterschritten wird (Abb. 3.5).

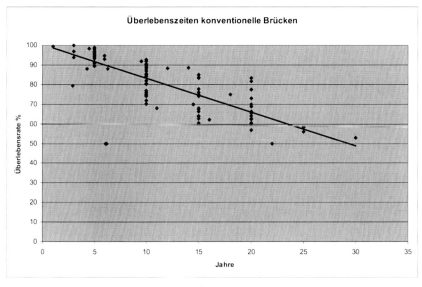

Abbildung 3.5: Graphische Darstellung der Überlebenszeiten von konventionellen Brückenkonstruktionen aus Tabelle 3.3

Tabelle 3.4: Überlebenszeitanalysen von vollkeramischen Brückenkonstruktionen auf natürlichen Zähnen (Pf = Pfeilerzähne, Kr = Kronen, Br = Brücken)

Erstautor	Jahr	Anzahl	Statistik	Zeitraum (Jahre)	Überlebensrate
Pröbster[316] (Deutschland)	1993	15 Oxidkeramik-Brücken (In-Ceram)	Kaplan-Meier	1	93,3% Br
Pang[301] (Singapur)	1995	7 Oxidkeramik-Brücken (In-Ceram)	Quotientenbildung	1,8	100% Br
Sorensen[374] (USA)	1998	61 Oxidkeramik-Brücken (In-Ceram-Alumina)	Quotientenbildung	3	88,5% Br
Vult v. Steyern[404] (Schweden)	2001	18 Patienten 20 Oxidkeramik-Brücken (In-Ceram)	Quotientenbildung	5	90% Br
Groten[136] (Deutschland)	2002	85 Oxidkeramik-Kronen 14 Oxidkeramik-Brücken (In-Ceram)	Quotientenbildung	2,5	76-84% Kr & Br
Suárez[382] (Spanien)	2004	16 Patienten 18 Oxidkeramik-Brücken (In-Ceram-Zirconia)	Quotientenbildung	3	94,5% Br
Tinschert[390, 391] (Deutschland)	2005 2008	46 Patienten 65 Oxidkeramik-Brücken (DC-Zirkon)	-	3	100% Br
Kaiser[190] (Deutschland)	2006	Review (Studien zu Oxidkeramik-Restaurationen: 12 Studien In-Ceram-Alumina-Kr, 4 Studien In-Ceram-Spinell-Kr, 7 Studien In-Ceram-Alumina-Br, 2 Studien In-Ceram-Zirconia-Br, 2 Studien In-Ceram-Alumina-Adhäsivbrücken)	rein deskriptiv	-	siehe auch 41, 120, 136, 145, 164, 255, 301, 316, 317, 318, 350, 363, 366, 374, 382, 404, 415
Marquardt[251] (Deutschland)	2006	31 Glaskeramik-Brücken (IPS Empress 2)	Kaplan-Meier	4,2	70% Br
Raigrodski[322] (USA)	2006	16 Patienten 20 Oxidkeramik-Brücken (Lava)	-	Ø 2,6	100% Br
Rinke[331] (Deutschland)	2006	21 Patienten 26 Oxidkeramik-Extensionbrücken (Cercon)	-	Ø 1,7	100% Br
Taskonak[389] (USA)	2006	20 Silikatkeramik-Brücken (IPS Empress 2)	Kaplan-Meier	2	50% Br
Wassermann[415] (Deutschland)	2006	Review (Studien zu Oxidkeramik-Restaurationen: 12 Studien In-Ceram-Alumina-Kr, 4 Studien In-Ceram-Spinell-Kr, 7 Studien In-Ceram-Alumina-Br, 2 Studien In-Ceram-Zirconia-Br, 2 Studien In-Ceram-Alumina-Adhäsivbrücken)	rein deskriptiv	-	siehe auch 41, 120, 136, 145, 164, 190, 255, 301, 316, 317, 318, 350, 363, 366, 374, 382, 404
Sailer[341] (Schweiz)	2007	27 Patienten 33 Oxidkeramik-Brücken (Cercon)	Kaplan-Meier	5	73,9% Br
Sailer[342] (Schweiz)	2007	Meta-Analyse (9 Studien, 343 Brücken)	Quotientenbildung	5	88,6% Br
Edelhoff[94] (Deutschland)	2008	17 Patienten 21 Oxidkeramik-Br. (DigiZon)	Kaplan-Meier	Ø 3,3	100% Br

Esquivel-Upshaw[111] (USA)	2008	21 Patienten 30 Silikatkeramik-Brücken (e.max Press)	Quotientenbildung	4	86,7% Br
Molin[268] (Schweden)	2008	18 Patienten 19 Oxidkeramik-Brücken (Denzir)	Quotientenbildung	5	100% Br
Beuer[36] (Deutschland)	2009	19 Patienten 21 Oxidkeramik-Brücken (Cercon)	Kaplan-Meier	3,3	90,5% Br
Eschbach[110] (Deutschland)	2009	58 Patienten 65 dreigliedrige Oxidkeramik-Brücken (In-Ceram-Zirconia)	Kaplan-Meier	5	96,8% Br
Kerschbaum[207] (Deutschland)	2009	259 Oxidkeramik- Brücken (Cercon)	Kaplan-Meier	5	94% Br
Sailer[343] (Schweiz)	2009	36 Oxidkeramik-Brücken (Cercon)	Kaplan-Meier	3	100% Br
Schmitt[357] (Deutschland)	2009	27 Patienten 27 Oxidkeramik-Brücken (Lava)	-	3	100% Br
Wolfart[430] (Deutschland)	2009	28 Patienten 36 Silikatkeramik-Brücken (e.max Press)	Kaplan-Meier	8	93% Br
Wolfart[431] (Deutschland)	2009	48 Patienten 58 Oxidkeramik-Brücken (24 Endpfeilerbrücken, 34 Extensionsbrücken) (Cercon)	Kaplan-Meier	4	96% Endpfeiler-Br 92% Extensions-Br
Heintze[149] (Lichtenstein)	2010	Review (15 Studien, 664 Oxidkeramik-/Zirconia-Brücken, 134 konventionelle Brücken)	Exponential-Modell	3	97% konventionelle Br 90% Zirconia-Br
Schley[352] (Deutschland)	2010	Meta-Analyse (9 Studien, 330 Oxidkeramik-Brücken)	Quotientenbildung	5	94,3% Br
Layton[229] (Australien)	2011	Bewertung zweier Studien	rein deskriptiv	-	siehe 342, 414
Makarouna[243] (Deutschland)	2011	18 Patienten 18 Lithiumdisilikat-Brücken	Kaplan-Meier	6	62,7% Br
Sax[347] (Schweiz)	2011	21 Patienten 26 Zirkoniumdioxid–Brücken	Kaplan-Meier	10	67% Br
Salido[345] (Spanien)	2012	10 Patienten 17 Oxidkeramik–Brücken (Lava)	Quotientenbildung	4	76,5% Br
Wolleb[432] (Schweiz)	2012	14 Oxidkeramik-Brücken (Cercon)	Quotientenbildung	5	100% Br

Graphisch dargestellt (Abb. 3.6) zeigen die Überlebensraten von vollkeramischen Brückenkonstruktionen auf natürlichen Zähnen einen mit den Überlebenszeiten von konventionellen Brücken vergleichbaren Trend auf.

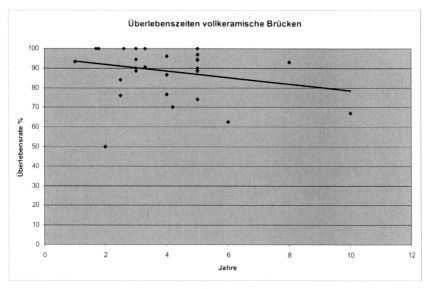

Abbildung 3.6: Graphische Darstellung der Überlebenszeiten von vollkeramischen Brückenkonstruktionen aus Tabelle 3.4

Je nach Verteilung der restierenden Zähne kann es bei der Versorgung mit Brücken zu sogenannten Risikokonstruktionen kommen. Zu diesen Restaurationen zählen hauptsächlich **Extensions- und überspannte Brücken.**

Extensionsbrücken, auch Anhänger- oder Freiendbrücken genannt, zeichnen sich durch ein oder mehrere nach distal oder mesial gerichtete freischwebende Brückenglied bzw. –glieder aus.[84, 158, 309] Häufig werden uni- oder bilateral verkürzte Zahnreihen mittels Extensionsbrücken versorgt.[55, 84, 225, 309, 323, 331, 379] Als wichtigster modellierender Faktor gilt bei dieser Brückenart eine ausreichende Retention.[51, 55, 82, 143, 158, 195, 225, 228, 253, 309, 323, 326, 331, 379]

Zusätzlich stellen devitale Pfeilerzähne einen Risikofaktor bei der Erfolgswahrscheinlichkeit dar.[51, 74, 82, 84, 143, 225, 309, 323, 358]

Überspannte Brücken folgen definitionsgemäß nicht dem *Gesetz von Ante* d.h. die Gesamtfläche des Desmodonts der zu ersetzenden Zähne übertrifft die der Pfeilerzähne.[12, 240, 283] Als Hauptrisiken werden bei solchen Versorgungen neben endodontischen und parodontalen Komplikationen[30, 61, 113, 114, 228, 240, 295, 394, 440-442] ebenfalls Retentionsverluste[61, 79, 240, 283, 295] angegeben.

Die im Schrifttum beschriebenen Überlebenszeiten für Extensionsbrücken liegen zwischen 79% und 98% nach 5 Jahren.[51, 55, 170, 231, 311, 358] Die Angaben für die 10-Jahres-Überlebensraten weisen eine große Streubreite auf und liegen zwischen 50% und 100%.[51, 143, 158, 162, 170, 194, 231, 309, 311, 358] Die Werte nach 15 Jahren liegen bei rund 70%[170, 440, 441] sowie zwischen 45,5% und 65% nach 20 Jahren.[162, 170, 238, 295] In einer Literaturquelle wird eine Überlebensrate von 53% nach 30 Jahren angegeben[162] (Tab. 3.5).

Die analogen Werte aus der Literatur für überspannte Brücken liegen zwischen 96% und 98% für 5 Jahre,[231, 240, 394] zwischen 82% und 93% für 10 Jahre[231, 240, 277, 394] sowie bei 62%-70% für 15 Jahre[394, 440, 441] und 45%-62% für 20 Jahre[79, 295, 394] (Tab. 3.6). In einer Studie wird eine Überlebensrate für überspannte Brücken von 57% nach 25 Jahren beschrieben.[394]

Tabelle 3.5: Überlebenszeitanalysen von Extensionsbrücken auf natürlichen Pfeilerzähnen (Pf = Pfeilerzähne, Br = Brücken)

Erstautor	Jahr	Anzahl	Statistik	Zeitraum (Jahre)	Überlebensrate
Bergenholtz[30] (Schweden)	1984	52 Patienten 82 Brücken davon 30 Extensionsbrücken 255 vitale Pfeilerzähne	Quotientenbildung	Ø 8,7	15% Pulpanekrosen Pf
Izikowitz[170] (Schweden)	1985	69 Patienten 87 Sattelbrücken	Kaplan-Meier	5 10 15 20	98% Br 82% Br 69% Br 49% Br
Karlsson[194] (Schweden)	1986	164 Patienten 238 Extensionsbrücken 944 Pfeilerzähne	Quotientenbildung	10	93,3% Br
Randow[323] (Schweden)	1986	93 Brücken mit einem Extensionsglied (Gruppe 1) 83 Brücken mit zwei Extensiongliedern (Gruppe 2)	Life-Table	7	16,1% techn. Kompl. Gr. 1 33,7% techn. Kompl. Gr. 2 28,0% Karies Gr. 1 31,3% Karies Gr. 2 8,6% endo. Kompl. Gr. 1 22,9% endo. Kompl. Gr. 2 11,8% paro. Kompl. Gr. 1 7,2% paro. Kompl. Gr. 2
Hochman[158] (Israel)	1987	27 Patienten 29 Extensionsbrücken	Quotientenbildung	10	100% Br
Landolt[225] (Schweiz)	1988	61 Patienten 80 Extensionsbrücken 154 Pfeilerzähne (96 vitale Pf, 58 avitale Pf)	Quotientenbildung	Ø 4,6	2% Misserfolg vitale Pf 40% Misserfolg avitale Pf

Karlsson[195] (Schweden)	1989	36 Extensionsbrücken 105 Pfeilerzähne	Quotientenbildung	14	66,7% Br
Reichen-Graden 326 (Schweiz)	1989	21 Extensionsbrücken	Quotientenbildung	Ø 6,4	7,4% techn. Komplikationen
Budtz-Jørgensen 55 (Dänemark)	1990	27 Patienten 41 Extensionsbrücken 79 Pfeilerzähne	Quotientenbildung	5	80,5% Br 98,7% Pf
Laurell[228] (Schweden)	1991	34 Patienten 36 Extensionsbrücken	Quotientenbildung	Ø 8,4	94,4% Br
Öwall[295] (Dänemark)	1991	11 Patienten 11 Extensionsbrücken	Quotientenbildung	20	45,5% Br
Palmqvist[298] (Schweden)	1993	34 Extensionsbrücken	Quotientenbildung	18-23	74,5% Br
Leempoel[231] (Niederlande)	1995	235 Extensionsbrücken	Kaplan-Meier	1	99,6% Br
				5	96,5% Br
				10	89,8% Br
				12	85,8% Br
Yi[440, 441] (Schweden)	1995 1996	43 Brücken davon 31 Extensionsbrücken	Quotientenbildung	Ø 14-15	70% Br
Carlson[61] (Schweden)	1996	12 Patienten 12 Extensionsbrücken	Quotientenbildung	9,5	50% Br
Decock[84] (Belgien)	1996	100 Patienten 137 Extensionsbrücken	Kaplan-Meier	18	70% Br
Sundh[383] (Schweden)	1997	31 Extensionsbrücken 98 Pfeilerzähne	Quotientenbildung	18	67,7% Br 63,3% Pf
Lindquist[238] (Schweden)	1998	140 Brücken davon 36 Extensionsbrücken	Life-Table	20	65,4% Br
Hämmerle[143] (Schweiz)	2000	92 Patienten 115 Extensionsbrücken 239 Pfeilerzähne	Quotientenbildung	Ø 10	84% Br
Yi[442] (Korea)	2001	50 Brücken davon 33 Extensionsbrücken	Quotientenbildung	3	100% Br
Holm[162] (Schweden)	2003	235 Patienten 289 Brücken davon 42 Extensionsbrücken	Life-Table	10	72% Br
				20	64% Br
				30	53% Br
Pjetursson[309] (Schweiz)	2004	Meta-Analyse (13 Studien, 700 Patienten, 816 Extensionsbrücken)	Quotientenbildung	10	81,8% Br
Rinke[331] (Deutschland)	2006	21 Patienten 26 Oxidkeramik-Extensionbrücken (Cercon)	-	Ø 1,7	100% Br
De Backer[82] (Belgien)	2007	137 Extensionsbrücken	Kaplan-Meier	16	73,5% Br mit vitalen Pf
				18	52,3% Br mit avitalen Pf
Eliasson[103] (Norwegen)	2007	42 Patienten 51 Brücken davon 32 Extensionsbrücken	Quotientenbildung	Ø 4,3	88% Br
Pjetursson[311] (Schweiz)	2007	Meta-Analyse (13 Studien, 816 Extensionsbrücken)	Quotientenbildung	5	91,4% Br
				10	80,3% Br
Wolfart[430] (Deutschland)	2009	58 Oxidkeramik-Brücken (24 Endpfeilerbrücken, 34 Extensionsbrücken) (Cercon)	Kaplan-Meier	4	96% Endpfeiler-Br 92% Extensions-Br

Brägger[51] (Schweiz)	2011	39 Extensionsbrücken	Kaplan-Meier	5	79,4% Br
				10	49,8% Br
Schnaidt[358] (Deutschland)	2011	63 Extensionsbrücken	Kaplan-Meier	5	86,8% Br
				10	77,2% Br

In der graphischen Darstellung der Überlebensraten der Extensionsbrücken aus Tabelle 3.5 ist ein ähnlicher Trend wie bei den konventionellen Brückenkonstruktionen zu erkennen, bei dem jedoch die 50%-Marke laut Trendlinie (lineare Regressionsgerade) ungefähr fünf Jahre früher als bei den konventionellen Restaurationen unterschritten wird (Abb. 3.7).

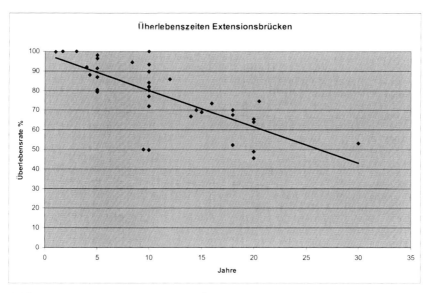

Abbildung 3.7: Graphische Darstellung der Überlebenszeiten von Extensionsbrücken aus Tabelle 3.5

Tabelle 3.6: Überlebenszeitanalysen von überspannten Brücken auf natürlichen Pfeilerzähnen
(Pf = Pfeilerzähne, Br = Brücken)

Erstautor	Jahr	Anzahl	Statistik	Zeitraum (Jahre)	Überlebensrate
Nyman[283] (Schweden)	1982	60 Brücken	Quotientenbildung	8-11	100% Br
Bergenholtz[30] (Schweden)	1984	52 Patienten 82 Brücken davon 25 überspannte Brücken 255 vitale Pfeilerzähne	Quotientenbildung	Ø 8,7	15% Pulpanekrosen Pf
Laurell[228] (Schweden)	1991	34 Patienten 36 Brücken	Quotientenbildung	Ø 8,4	94,4% Br
Öwall[295] (Dänemark)	1991	11 Patienten 11 Brücken	Quotientenbildung	20	45,5% Br
Leempoel[231] (Niederlande)	1995	223 Brücken	Kaplan-Meier	1	98,7% Br
				5	96,6% Br
				10	86,5% Br
				12	78,8% Br
Yi[440, 441] (Schweden)	1995 1996	34 Patienten 43 Brücken 274 Pfeilerzähne	Quotientenbildung	Ø 15	70% Br 92,3% Pf
Carlson[61] (Schweden)	1996	12 Patienten 12 Brücken	Quotientenbildung	9,5	50% Br
Fayyad[113, 114] (Jordanien)	1996 1997	132 Patienten 156 Brücken davon 64 überspannt	Quotientenbildung	6,1	50% Br
Valderhaug[394] (Norwegen)	1997	46 Brücken	Kaplan-Meier	5	97,8% Br
				10	81,7% Br
				15	62,2% Br
				20	62,2% Br
				25	57,1% Br
Yi[442] (Korea)	2001	39 Patienten 50 Brücken	Quotientenbildung	3	100% Br
Näpänkangas[277] (Finnland)	2002	132 Patienten 195 Brücken davon 47 überspannt	Kaplan-Meier	10	84% Br
De Backer[79] (Belgien)	2006	86 Brücken	Kaplan-Meier	20	58,7% Br
Lulic[240] (Schweiz)	2007	Meta-Analyse (6 Studien, 579 Brücken)	Quotientenbildung	5	96,4% Br
				10	92,9% Br

Die graphische Aufbereitung der Überlebenszeiten von überspannten Brücken aus Tabelle 3.6 lässt anhand der linearen Regressionsgeraden eine deutliche Abwärtsbewegung nach zehn Jahren und länger erkennen. Mit einem Unterschreiten der 50%igen Überlebensrate ist, wie bei den Extensionsbrücken, nach durchschnittlich 25 Jahren zu rechnen (Abb. 3.8).

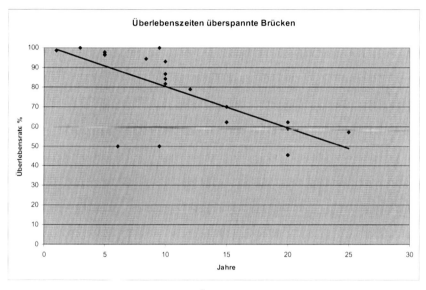

Abbildung 3.8: Graphische Darstellung der Überlebenszeiten von überspannten Brücken aus Tabelle 3.6

Wenn ein Zahn aufgrund der Defektgröße nicht mehr durch konservierende Maßnahmen (direkte oder indirekte Füllungen) restauriert werden kann, kann die verloren gegangene Zahnhartsubstanz durch eine **Einzelzahnkrone**, der kleinsten prothetischen Einheit, wieder hergestellt werden.[232, 253, 338, 355] Dabei dient die Überkronung eines Zahnes als Schutz vor weiteren Zahnhartsubstanzdefekten[78, 81, 338, 397] und kann situationsabhängig auch ästhetische[39, 64, 93, 109, 112, 119, 121, 128, 190, 232, 255, 275, 366, 395] oder notwendige Befestigungsfunktionen[232, 338, 394] z.B. als Brückenanker übernehmen. Es kann je nach Werkstoff zwischen Vollkronen aus Metall (unverblendet/verblendet) und Vollkronen aus Nichtmetall (Keramik) unterschieden werden.[232, 310, 338]

Als Kontraindikationen für Überkronungen gelten die bereits am Anfang des Kapitels 3.5.2 erwähnten periapikalen Entzündungen, Parodontopathien sowie nicht endodontisch versorgte avitale Zähne und unvollständige endodontische Behandlungen.[13, 236, 338, 397] Als größtes Risiko gilt bei der Überkronung eines Zahnes die Gefährdung der Pulpenvitalität.[39, 54, 104, 203, 355, 394] Auf der Seite der biologischen Komplikationen werden weiterhin Karies und Parodontopathien beschrieben.[54, 78, 81, 294, 310, 326, 353, 355, 397, 411, 414] Neben Retentionsverlusten dominieren die Frakturen der Verblendmaterialien bei den technischen Komplikationen.[54, 66, 78, 81, 126, 207, 239, 294, 310, 355, 369, 395, 411, 414, 415] Bei den vollkeramischen Kronen kommen noch in erster Linie Gerüstfrakturen ergänzend hinzu.[19, 39, 41, 46, 59, 64, 66, 93, 95, 104, 109, 112, 119, 120, 121, 122, 123, 148, 190, 197, 207, 233, 255, 285, 310, 350, 368, 369, 380, 395, 396, 407, 415] Für Kronen auf avitalen bzw. endodontisch versorgten Zähnen werden häufig geringere Überlebenswahrscheinlichkeiten angegeben.[54, 294, 355, 397, 411, 414]

Die in der Literatur angegebenen 5- bzw. 10-Jahres-Überlebensraten für konventionelle Einzelkronen liegen zwischen 76% und 100%[19, 59, 108, 112, 205, 206, 211, 239, 250, 252, 294, 310, 355, 394, 432] bzw. zwischen 62% und 97%[29, 59, 108, 173, 205, 206, 211, 355, 394, 410, 411, 414] (Tab. 3.7). Für die Lebensdauer nach 15 Jahren werden Werte von 50%-84% angegeben.[108, 205, 397] Die Angaben nach 20 Jahren liegen zwischen 70% und 92%.[298, 371] In einer Literaturquelle wird eine Überlebensrate von 50% nach 26 Jahren beschrieben.[146]

Bei vollkeramischen Einzelkronen werden – ohne zwischen Silikat- und Oxidkeramik zu unterscheiden – 5-Jahres-Überlebenswahrscheinlichkeiten von 77%-100%[19, 39, 59, 112, 122, 123, 125, 148, 207, 210, 275, 284, 285, 310, 350, 368, 380, 432] und 10-Jahres-Werte zwischen 48% und 96%[59, 121, 126, 248, 285, 369, 395] beschrieben. In einer Studie wird eine 15-Jahres-Überlebensrate von 87%[95] angegeben und in einer weiteren Untersuchung eine 16-Jahres-Rate von 65% bzw. 66%[247] aufgeführt (Tab. 3.8).

Tabelle 3.7: Überlebenszeitanalysen von konventionellen Einzelzahnkronen auf natürlichen Zähnen (Pf = Pfeilerzähne, Br = Brücken, Kr = Kronen)

Erstautor	Jahr	Anzahl	Statistik	Zeitraum (Jahre)	Überlebensrate
Leempoel[230] (Niederlande)	1985	174 Patienten 601 Kronen	Kaplan-Meier	3	100% Kr
				7	99% Kr
				11	97% Kr
Bentley[29] (USA)	1986	295 Kronen	Life-Table	10	89,2% Kr
Westermann[426] (Deutschland)	1990	222 Kronen	Kaplan-Meier	8	88% Kr
Cheung[66] (Hong Kong)	1991	132 Patienten 152 Kronen	Quotientenbildung	Ø 2,8	86,2% Kr
Kerschbaum[205] (Deutschland)	1991	1238 Patienten mit 4371 Einzelkronen	Kaplan-Meier	5	92% Einzelkronen 87% Kronenblöcke
		135 Patienten mit 175 verblockten Kronen		10	79% Einzelkronen 67% Kronenblöcke
				15	56% Einzelkronen 47% Kronenblöcke
Brunner[54] (Schweiz)	1992	215 Kronen	Quotientenbildung	Ø 9,3	88% Kr
Erpenstein[108] (Deutschland)	1992	593 Kronen	Kaplan-Meier	5	96,2% Kr
				10	91,3% Kr
				15	83,7% Kr
Palmqvist[298] (Schweden)	1993	25 Kronen	Quotientenbildung	18-23	92% Kr
Schlösser[353] (Deutschland)	1993	390 Kronen	Survival-Methodik nach Cutler und Ederer (Life-Table)	9	92,1% Kr
Hawthorne[146] (Australien)	1997	399 Kronen	Life-Table	26	50% Kr
Kerschbaum[206] (Deutschland)	1997	1618 OK-Frontzahnkronen	Kaplan-Meier	5	93,7% metallkeramisch-verblendet 86,5% kunststoff-verblendet
				10	88,7% metallkeramisch-verblendet 66,8% kunststoff-verblendet
Martin[252] (USA)	1997	1071 Kronen	Kaplan-Meier	5	84% Kr
Smales[371] (Hong Kong)	1997	270 Kronen	Life-Table	20	70% Kr
Valderhaug[404] (Norwegen)	1997	46 Kronen	Kaplan-Meier	5	96,5% Kr
				10	82,1% Kr
Walton[410] (Australien)	1997	344 Patienten 768 Kronen und 346 Brücken	Quotientenbildung	10	76% Kr & Br

Walton[411] (Australien)	1999	688 Kronen	Kaplan-Meier	10	96,7% Kr
Erpenstein[109] (Deutschland)	2000	322 Patienten 769 Kronen	Kaplan-Meier	7	96,5% Seitenzahn-Kr 92% Frontzahn-Kr
Lövgren[239] (Schweden)	2000	242 Kronen	Life-Table	5	99,6% Kr
Hochman[160] (Israel)	2003	23 Patienten 50 Kronen	Quotientenbildung	Ø 6,3	92% Kr
Marklund[250] (Schweden)	2003	18 Patienten 42 Kronen	Quotientenbildung	5	92,9% Kr
Van Nieuwenhuysen [397] (Belgien)	2003	89 Kronen	Kaplan-Meier	15	50% Kr
Jokstad[186] (Norwegen)	2004	20 Patienten 39 Kronen	Kaplan-Meier	8,5	89% Kr
Kolker[211] (USA)	2004	337 Kronen	Kaplan-Meier	5 10	95% Kr 87% Kr
Böning[46] (Deutschland)	2006	33 Patienten 40 Kronen	Kaplan-Meier	3	100% Kr
Etemadi[112] (Iran)	2006	62 Kronen	Life-Table	5	74,3% Kr
Janus[173] (USA)	2006	1252 Kronen	Kaplan-Meier	10	89% Kr Pat. < 35 Jahre alt 68% Kr Pat. ≥ 55 Jahre alt
Reitemeier[327] (Deutschland)	2006	95 Patienten 190 Kronen	Life-Table	7	96,1% Kr
De Backer [78, 81, 83] (Belgien)	2006 2007	456 Patienten 1037 Kronen	Kaplan-Meier	6 12 18	93,9% vitale Pf 95,2% avitale Pf mit Stift 85,6% vitale Pf 84,7% avitale Pf mit Stift 74,9% vitale Pf, 79,4% avitale Pf mit Stift; 78,1% Kr OK, 78,2% Kr UK
Eliasson[103] (Norwegen)	2007	12 Kronen	Quotientenbildung	Ø 4,3	100% Kr
Miyamoto[264] (USA)	2007	506 Pfeilerzähne	Kaplan-Meier	8	95,9% Pf
Pjetursson[310] (Schweiz)	2007	Meta-Analyse (6 Studien, 1765 Kronen)	Quotientenbildung	5	95,6% Kr
Bader[19] (USA)	2009	Review (16 Studien, 7785 Kronen)	Kaplan-Meier/ Life-Table	5	95% Kr
Burke[59] (England)	2009	7817 Vollguss-Kronen 38166 Verblend-Kronen	Kaplan-Meier	1 5 10	94% Vollguss-Kr 93% Verblend-Kr 80% Vollguss-Kr 76% Verblend-Kr 68% Vollguss-Kr 62% Verblend-Kr

Encke[104] (Deutschland)	2009	99 Patienten 99 Kronen	Kaplan-Meier	0,5	100% Kr
				1	94,8% Kr
				2	92,7% Kr
Walton[414] (Australien)	2009	Gruppe 1: 140 Pat, 404 Kr Gruppe 2: 180 Pat, 539 Kr	Kaplan-Meier	10	94% Kr Gruppe 1 93% Kr Gruppe 2
Schmidlin[355] (Schweiz)	2010	56 Kronen auf vitalen Zähnen 34 Kronen auf endodontisch behandelten Zähnen 39 Kronen auf Zähnen mit Stiftaufbauten	Kaplan-Meier	5	100% Kr vitale Pf 96,9% Kr endodontisch behandelte Pf 89,6% Kr Pf mit Stift
				10	89,3% Kr vitale Pf 85,8% Kr endodontisch behandelte Pf 75,9% Kr Pf mit Stift
Örtorp[294] (Schweden)	2012	55 Patienten 90 Kronen	Life-Table	5	90,3% Kr
Wolleb[412] (Schweiz)	2012	249 Kronen	Quotientenbildung	5	98,8% Kr

Graphisch dargestellt zeigen die Überlebenszeiten konventioneller Einzelzahnkronen eine langsame Abnahme der Überlebensraten, wobei die Trendlinie ein Unterschreiten der 50%igen Überlebensrate erst nach 30 Jahren und länger erwarten lässt (Abb. 3.9).

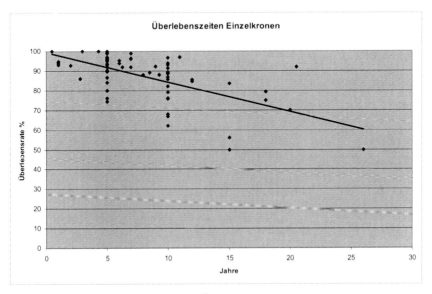

Abbildung 3.9: Graphische Darstellung der Überlebenszeiten von konventionellen Einzelzahnkronen aus Tabelle 3.7

Tabelle 3.8: Überlebenszeitanalysen von vollkeramischen Einzelzahnkronen auf natürlichen

Pfeilerzähnen (Pf = Pfeilerzähne, Br = Brücken, Kr = Kronen)

Erstautor	Jahr	Anzahl	Statistik	Zeitraum (Jahre)	Überlebensrate
Nahara[276] (Japan)	1991	26 Patienten 33 Kronen (Cerapearl)	-	2	100% Kr
Bieniek[39] (Deutschland)	1992	60 Patienten 179 Oxidkeramik-Kronen (Hi-Ceram)	Kaplan-Meier	5	95% Kr
Pröbster[316] (Deutschland)	1993	61 Oxidkeramik-Kronen (In-Ceram)	Kaplan-Meier	2,5	100% Kr
Hüls[164] (Deutschland)	1995	82 Patienten 335 Oxidkeramik–Kronen (In-Ceram)	Kaplan-Meier	1 2 3	99,6% Kr 99,1% Kr 97,3% Kr
Kelsey[199] (USA)	1995	101 Glaskeramik-Kronen (Dicor)	Quotientenbildung	4	83,7% Kr
Pang[301] (Singapur)	1995	35 Oxidkeramik-Kronen (In-Ceram)	Quotientenbildung	1,8	91,5% Kr
Scotti[363] (Italien)	1995	45 Patienten 63 Oxidkeramik-Kronen (In-Ceram)	Quotientenbildung	3,1	98,4% Kr
Pröbster[317] (Deutschland)	1996	18 Patienten 95 Oxidkeramik-Kronen (In-Ceram-Alumina)	Kaplan-Meier	4,7	100% Kr
Fradeani[119] (Italien)	1997	55 Patienten 144 Glaskeramik-Kronen (IPS Empress)	Kaplan-Meier	6	95,4% Kr
Lehner[233] (Schweiz)	1997	78 Glaskeramik-Kronen (IPS Empress)	Kaplan-Meier	2	95% Kr
Pröbster[318] (Deutschland)	1997	28 Patienten 135 Oxidkeramik-Kronen (In-Ceram)	Kaplan-Meier	6	97,2% Kr
Odén[284] (Schweden)	1998	97 Oxidkeramik-Kronen (Procera)	Quotientenbildung	5	97% Kr
Sorensen[373] (USA)	1998	33 Patienten 75 Glaskeramik-Kronen (IPS Empress)	Quotientenbildung	3	98,7% Kr
Studer[380] (Schweiz)	1998	59 Patienten 142 Glaskeramik-Kronen (IPS Empress)	Kaplan-Meier	5 6	91,3 Kr 89,2% Kr
Malament[245, 246] (USA)	1999	417 Patienten 1444 Glaskeramik-Einheiten (Kr/Br) (Dicor)	Kaplan-Meier	14,1	74% Kr adhäsiv befestigt 54% Kr konventionell befestigt
Sjögren[368] (Schweden)	1999	29 Patienten 110 Glaskeramik-Kronen (Empress)	Kaplan-Meier	5	91% Kr
Sjögren[369] (Schweden)	1999	46 Patienten 98 Glaskeramik-Kronen (Dicor)	Kaplan-Meier	10	82% Kr
Edelhoff[93] (Deutschland)	2000	71 Patienten 250 Galskeramik-Kronen (154 adhäsiv befestigt, 96 konventionell befestigt) (IPS Empress 1)	Kaplan-Meier	Ø > 4	98,1% Kr adhäsiv befestigt 97,9% Kr konventionell befestigt
Erpenstein[109] (Deutschland)	2000	88 Patienten 173 Glaskeramik-Kronen (Dicor)	Kaplan-Meier	7	82,7% Frontzahn-Kr 70% Seitenzahn-Kr

Haselton[145] (USA)	2000	41 Patienten 80 Oxidkeramik-Kronen (In-Ceram)	Life-Table	4	98,8% Kr
McLaren[255] (USA)	2000	53 Patienten 223 Oxidkeramik-Kronen (In-Ceram)	Kaplan-Meier	3	97,9% Frontzahn-Kr 93,5% Prämolaren-Kr 93,8% Molaren-Kr
Malament[247] (USA)	2001	417 Patienten 1444 Glaskeramik-Einheiten (Kr/Br) (Dicor)	Kaplan-Meier	12

16 | 68% Kr konventionell befestigt (Glasionomer-Zement) 66% Kr adhäsiv befestigt 65% Kr konventionell befestigt (Zinkphosphat-Zement) |
| Ödman[285] (Schweden) | 2001 | 50 Patienten 87 Aluminiumoxid-Kronen (Procera) | Life-Table | 5

10 | 97,7% Kr

93,5% Kr |
| Scherrer[350] (Schweiz) | 2001 | 68 In-Ceram-Kr, 22 HI-Ceram-Kr, 30 Dicor-Kr, 30 Cerestore-Kr | Kaplan-Meier | 5

6

7

8 | 92% In-Ceram-Kr

81% Hi-Ceram-Kr

86% Dicor-Kr

69% Cerestore-Kr |
Segal[366] (USA)	2001	546 Oxidkeramik-Kronen (In-Ceram)	Quotientenbildung	6	99,1% Kr (98,9% Frontzahn-Kr, 99,2% Seitenzahn-Kr)
Van Dijken[396] (Schweden)	2001	110 Patienten 182 Glaskeramik-Kronen (IPS Empress)	Kaplan-Meier	7	92,9% Kr (93,4% auf vitalen Pf, 90,3% auf avitalen Pf)
Fradeani[120] (Italien)	2002	13 Patienten 40 Oxidkeramik-Kronen (In-Ceram-Spinell)	Kaplan-Meier	Ø 4,2	97,5% Kr
Fradeani[121] (Italien)	2002	54 Patienten 125 Glaskeramik-Kronen (93 Frontzahn-Kronen, 32 Seitenzahn-Kronen) (IPS Empress)	Kaplan-Meier	11	95,2% Kr (98,9% Frontzahn-Kr, 84,4% Seitenzahn-Kr)
Gemalmaz[128] (Türkei)	2002	20 Patienten 37 Glaskeramik-Kronen (IPS Empress)	Kaplan-Meier	Ø 2	94,6% Kr
Groten[136] (Deutschland)	2002	85 Oxidkeramik-Kronen 14 Oxidkeramik-Brücken (In-Ceram)	Quotientenbildung	2,5	76-84% Kr & Br
Malament[248] (USA)	2003	425 Patienten 1073 Glaskeramik-Kronen (IPS Empress)	Kaplan-Meier	10,4	90,2% Kr
Bindl[41] (Schweiz)	2004	24 Patienten 18 Feldspatkeramik-Kronen (Mark II) 18 Oxidkeramik-Kronen (In-Ceram)	Kaplan-Meier	Ø 3,7	94,4% Mark II-Kr 91,7% In-Ceram-Kr
Jokstad[186] (Norwegen)	2004	20 Patienten 39 Oxidkeramik-Kronen (Procera)	Kaplan-Meier	8,5	89% Kr
Fradeani[122] (Italien)	2005	106 Patienten 205 Aluminiumoxid-Kronen (50 Frontzahn-Kronen, 155 Seitenzahn-Kronen) (Procera)	Kaplan-Meier	5	96,7% Kr (100% Frontzahn-Kr, 95,2% Seitenzahn-Kr)
Naert[275] (Belgien)	2005	165 Patienten 300 Oxidkeramik-Kronen (Procera)	Life-Table	5,5	98,4% Kr
Böning[46] (Deutschland)	2006	30 Patienten 39 Lithiumdisilikat-Kronen (IPS e.max)	Kaplan-Meier	3	97% Kr
Etemadi[112] (Iran)	2006	167 Feldspatkeramik-Kronen (Mirage)	Life-Table	5	72,9% Kr

Galindo[125] (Schweiz)	2006	50 Patienten 155 Aluminiumoxid-Kronen (Procera)	Kaplan-Meier	5 7	99% Kr 99% Kr
Kaiser[190] (Deutschland)	2006	Review (Studien zu Oxidkeramik-Restaurationen: 12 Studien In-Ceram-Alumina-Kr, 4 Studien In-Ceram-Spinell-Kr, 7 Studien In-Ceram-Alumina-Br, 2 Studien In-Ceram-Zirconia-Br, 2 Studien In-Ceram-Alumina-Adhäsivbrücken)	rein deskriptiv	-	siehe auch 41, 120, 136, 145, 164, 255, 301, 316, 317, 318, 350, 363, 366, 374, 382, 404, 415
Marquardt[251] (Deutschland)	2006	27 Glaskeramik-Kronen (IPS Empress 2)	Kaplan-Meier	4,2	100% Kr
Taskonak[389] (USA)	2006	20 Silikatkeramik-Kronen (IPS Empress 2)	Kaplan-Meier	2	100% Kr
Walter[407] (Deutschland)	2006	70 Patienten 107 Oxidkeramik-Kronen (61 Frontzahn-Kronen, 46 Seitenzahn-Kronen) (Procer Alumina)	Kaplan-Meier	6	94,3% Kr (96,7% Frontzahn-Kr, 91,3% Seitenzahn-Kr)
Wassermann[415] (Deutschland)	2006	Review (Studien zu Oxidkeramik-Restaurationen: 12 Studien In-Ceram-Alumina-Kr, 4 Studien In-Ceram-Spinell-Kr, 7 Studien In-Ceram-Alumina-Br, 2 Studien In-Ceram-Zirconia-Br, 2 Studien In-Ceram-Alumina-Adhäsivbrücken)	rein deskriptiv	-	siehe auch 41, 120, 136, 145, 164, 190, 255, 301, 316, 317, 318, 350, 363, 366, 374, 382, 404
Pjetursson[310] (Schweiz)	2007	Meta-Analyse (27 Studien, 6006 Vollkeramikkronen)	Quotientenbildung	5	93,3% Kr (96,4% Aluminiumoxid-Kr, 95,4% gepresste Glaskeramik-Kr, 94,5% In-Ceram-Kr, 87,5% Galskeramik-Kr)
Zitzmann[453] (Schweiz)	2007	39 Patienten 135 Oxidkeramik-Kronen (32 Frontzahn-Kronen, 103 Seitenzahn-Kronen) (Procera Alumina)	Kaplan-Meier	3,2	100% Frontzahn-Kr 98,8% Seitenzahn-Kr
Freesmeyer[123] (Deutschland)	2008	44 Patienten 99 Oxidkeramik-Kronen (Procera Alumina)	Kaplan-Meier	3 5	97,9% Kr 76,6% Kr
Bader[19] (USA)	2009	Review (24 Studien)	Kaplan-Meier/ Life-Table	5	90% Kr
Burke[59] (England)	2009	1434 Vollkeramik-Kronen	Kaplan-Meier	1 5 10	92% Kr 68% Kr 48% Kr
Ehlers[95] (Deutschland)	2009	288 Patienten 1254 keramische Restaurationen	Quotientenbildung	10-15 15	96,6% 87,3%
Encke[104] (Deutschland)	2009	123 Patienten 123 Oxidkeramik-Kronen (Everest HPC)	Kaplan-Meier	0,5 1 2	98,3% Kr 95,9% Kr 90,5% Kr
Kerschbaum[207] (Deutschland)	2009	957 Oxidkeramik-Kronen (Cercon)	Kaplan-Meier	5	98% Kr
Valenti[395] (Italien)	2009	144 Patienten 261 Silikatkeramik-Kronen (101 Frontzahn-, 160 Seitenzahn-Kr) (IPS Empress 2)	Kaplan-Meier	10	95,5% Kr (94,4% Frontzahn-Kr, 95,8% Seitenzahn-Kr)

Heintze[148] (Liechtenstein)	2010	Meta-Analyse (7 Studien, 1487 Kr adhäsiv befestigt, 81 Kr konventionell befestigt) (IPS Empress)	Quotientenbildung	Ø 4,5 Ø 1,6 5-6	96,2% Kr adhäsiv befestigt 98,8% Kr konventionell befestigt 3,8% Frakturrate
Kassem[197] (Ägypten)	2010	Meta-Analyse (8 Studien, 464 Procera AllCeram-Kr, 208 Mark II-Kr, 43 In-Ceram-Kr)	Quotientenbildung	5-10,5	89,8%-97,4% Procera AllCeram-Kr 82,2% Mark II-Kr 95,3 In-Ceram-Kr
Çehreli[64] (Türkei)	2011	12 Patienten 50 Feldspatkeramik-Kronen (Noritake) 21 Patienten 51 Oxidkeramik-Kronen (In-Ceram)	Kaplan-Meier	3	94% Kr
Galindo[126] (Schweiz)	2011	29 Patienten 112 Aluminiumoxid-Kronen (Procera)	Kaplan-Meier	10	84% Kr
Kokubo[210] (Japan)	2011	39 Patienten 101 Oxidkeramik-Kronen (In-Ceram-Alumina)	Kaplan-Meier	5	96,9% Frontzahn-Kr 87,7% Seitenzahn-Kr
Wolleb[432] (Schweiz)	2012	47 Glaskeramik-Kronen (IPS Empress)	Quotientenbildung	5	100% Kr

Graphisch dargestellt (Abb. 3.10) ähneln die Überlebensraten der vollkeramischen Einzelkronen tendenziell denen der konventionellen Einzelzahnkronen.

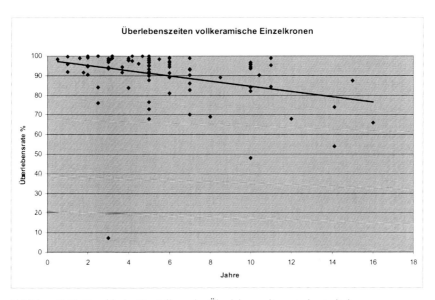

Abbildung 3.10: Graphische Darstellung der Überlebenszeiten von keramischen Einzelzahnkronen auf natürlichen Zähnen aus Tabelle 3.8

3.5.3 Implantatgestützter Zahnersatz

Nicht zuletzt aufgrund der guten Erfolgs- und Überlebensraten von **Implantatkonstruktionen** sowie der hohen Patientenzufriedenheit nimmt die Therapie mit Implantaten stetig zu.[1, 11, 47, 50, 154, 188, 189, 215, 218, 219, 260, 270, 333]

Neben der Vermeidung von Zahnpräparationen[8, 75, 100, 183, 258, 272, 355, 423] und der Kieferknochen-Resorptionsprophylaxe[16, 37, 138, 182, 272, 279, 423] sind die Realisierung von festsitzendem Zahnersatz[8, 14, 18, 100, 102, 175, 272, 351, 445, 446] bzw. die Verankerungsmöglichkeiten von herausnehmbarem Zahnersatz[11, 17, 91, 99, 101, 147, 167, 178, 185, 214, 217, 218, 244, 260, 403, 455] Vorteile bei der Implantattherapie.

Nachteilig ist vor allem der hohe Kostenfaktor, der in vielen Fällen von Seiten der Patienten implantatgestützten Zahnersatz verhindert.[1, 2, 216, 328, 451] Wirkliche Kontraindikationen für eine Implantatversorgung sind aus chirurgischer und prothetischer Sicht selten, mittlerweile wird eher von möglichen Risikofaktoren gesprochen und auf eine zu Behandlungsbeginn adäquate Planung als einer der Erfolgsfaktoren verwiesen.[47, 259, 428, 451] Dabei scheinen vor allen Dingen die Anzahl der Implantate und ihre Positionierung eine Wirkung auf die Überlebenswahrscheinlichkeit der Suprakonstruktionen zu haben.[1, 16, 85, 185, 224, 259, 261, 271, 273, 333, 452]

Beide implantatgestützten Zahnersatzarten werden mit einem hohem Nachsorgebedarf in Verbindung gebracht.[11, 91, 177, 179, 188, 270, 308, 311, 313, 336, 355, 421, 428] So wird bei festsitzenden Versorgungen häufig von Lockerungen der Verbindungsschrauben und Wiederbefestigungen von gelösten zementierten Konstruktionen, Verblendungs- und Gerüst- sowie gelegentlichen Abutmentfrakturen berichtet.[1, 6, 16, 18, 20, 22, 23, 38, 45, 49, 50, 100, 102, 105, 133, 134, 141, 153, 154, 174-177, 179, 182, 188, 189, 196, 215, 216, 220, 234, 235, 244, 258, 290-293, 308, 311, 313, 337, 421, 439, 458]

Bei herausnehmbarem implantatgetragenem Zahnersatz steht der Retentionsverlust bzw. die Fraktur der Verankerungssysteme sowie Lockerungen und/oder Frakturen der Verbindungsschrauben im Vordergrund.[11, 17, 24, 63, 91, 101, 179, 185, 208, 217, 218, 221, 223, 244, 270, 271, 328, 403, 428, 450] Als weitere notwendige Maßnahmen werden bei dieser Versorgungsart Unterfütterungen und Reparaturen der Kunststoffanteile sowie die Entfernung von Druckstellen beschrieben.[11, 17, 63, 91, 101, 185, 208, 217, 218, 221, 223, 270, 403, 428, 450]

Bei den Komplikationen seitens der Implantate sind die periimplantären Entzündungen dominierend.[1, 17, 31, 49, 50, 182, 188, 189, 196, 221, 308, 311, 313, 337, 458]

Bezüglich der Funktionsdauer werden für festsitzenden implantatgestützten Zahnersatz in der Literatur 5-Jahres-Überlebensraten zwischen 90% und 100%[1, 2, 4, 8-10, 14, 49, 51, 60, 86, 105, 124, 132, 134, 142, 154, 174, 176, 179, 181, 188, 189, 215, 220, 227, 234, 256, 258, 287, 289-291, 297, 308, 311, 313, 337, 346, 349, 355, 359, 362,

[402, 416, 421-423, 432, 445, 446, 450, 458] sowie 10-Jahres-Überlebensraten von 80%-100% [1, 22, 45, 50, 51, 102,] [133, 139, 141, 189, 224, 235, 292, 308, 311, 313, 355] angegeben (Tab. 3.9). Die Werte für 15 Jahre liegen zwischen 77% und 96%. [15, 182, 183, 224, 273, 274, 293] In einer Studie wurde eine 20-Jahres-Überlebensrate von 84,3% beschrieben. [16]

Die Überlebensraten für herausnehmbaren implantatgetragenen Ersatz für 5 Jahre sowie für 10 Jahre variieren zwischen 78% und 100%. [91, 117, 124, 147, 179, 180, 214, 218, 221, 244, 259, 403, 416, 419, 450] In zwei Studien finden sich Angaben zu Überlebenszeiten nach 15 Jahren oberhalb von 80% [17, 328] für herausnehmbare Suprakonstruktionen (Tab. 3.10).

Tabelle 3.9: Überlebenszeitanalysen von festsitzendem implantatgestütztem Zahnersatz (Impl – Implantate, Kr = Kronen, Br = Brücken, ZE = Zahnersatz)

Erstautor	Jahr	Anzahl	Statistik	Zeitraum (Jahre)	Überlebensrate
Jemt[175] (Schweden)	1992	87 Patienten 127 Konstruktionen, 354 Implantate (Brånemark)	Quotientenbildung	1	100% ZE 98,6% Impl
Cranin[72] (USA)	1993	30 Patienten 30 Kronen 30 Implantate (Tübinger Implantat)	Survival-Methodik nach Cutler und Ederer (Life-Table)	Ø 7,1	83,3% ZE 83,3% Impl
Jemt[176] (Schweden)	1993	67 Patienten 94 Konstruktionen, 259 Implantate (Brånemark)	Life-Table	5	100% ZE 97,2% Impl
Jemt[177] (Schweden)	1993	50 Patienten 70 Kronen, 70 Implantate (Brånemark)	Life-Table	3	98,5% Kr 98,5% Impl
Schmitt[356] (Kanada)	1993	32 Patienten 40 Kronen, 40 Implantate (Brånemark)	-	Ø 2,9	100% Kr 100% Impl
Zarb[445] (Kanada)	1993	30 Patienten 34 Konstruktionen, 94 Implantate (Brånemark)	Quotientenbildung	Ø 4,7	100% ZE 91,5% Impl
Zarb[446] (Kanada)	1993	35 Patienten 46 Konstruktionen, 105 Implantate (Brånemark)	Quotientenbildung	Ø 5,2	100% ZE 94,3% Impl
Ekfeldt[100] (Schweden)	1994	77 Patienten 93 Kronen, 93 Implantate (Brånemark)	Quotientenbildung	Ø 1,5-2,5	90,3% ZE 97,8% Impl
Jemt[171] (Schweden)	1994	76 Patienten 76 Konstruktionen, 449 Implantate (Brånemark)	Life-Table	5	95,9% ZE 92,1% Impl
Laney[226] (USA)	1994	92 Patienten 107 Kronen, 107 Implantate (Brånemark)	Quotientenbildung	3	89,6% Kr 97,2% Impl
Lekholm[234] (Schweden)	1994	154 Patienten 197 Konstruktionen, 521 Implantate (Brånemark)	Life-Table	5	94,3% ZE 93,3% Impl (92% Impl OK 94,1% Impl UK)
Andersson[6, 7] (Schweden)	1995	57 Patienten 65 Kronen (62 CeraOne/Vollkeramik-Kr, 3 Verblend-Kr) 65 Implantate (Brånemark)	Life-Table	2-3 3-4	93,7% Kr, 98,5% Impl (57 Pat, 65 Kr) 89% Kr, 97,3% Impl (34 Pat, 37 Kr)

Becker[23] (USA)	1995	22 Patienten 24 Kronen, 24 Implantate	Quotientenbildung	1	95,7% Kr 95,7% Impl
Engquist[105] (Schweden)	1995	58 Patienten 82 Kronen, 82 Implantate (Brånemark)	Quotientenbildung	1-5	96,3% Kr 97,6% Impl
Olsson[287] (Schweden)	1995	23 Patienten, 46 Brücken (23 mit 2 Impl, 23 mit 1 Impl und 1 natürl Zahn) 69 Implantate (Brånemark)	Quotientenbildung	5	83% Br mit 2 Impl 91% Br mit 1 Impl & 1 natürl Zahn 88% Impl gesamt
Henry[153] (Australien)	1995	43 Patienten 53 Kronen, 53 Implantate (Brånemark)	Quotientenbildung	1	96,2% Kr 98,2% Impl
Jemt[179] (Schweden)	1995	150 Patienten festsitzender und herausnehmbarer ZE 801 Implantate (Brånemark)	Life-Table	5	97% festsitzender ZE 81,1% herausnehmbarer ZE 92,1% Impl fest. ZE 71,3% Impl heraus. ZE
Avivi-Arber[18] (Israel)	1996	41 Patienten 49 Kronen 49 Implantate (Brånemark)	-	1-8	100% ZE 100% Impl
Balshi[20] (USA)	1996	Gruppe 1: 22 Patienten, 22 Kronen, 22 Implantate Gruppe 2: 25 Patienten, 25 Kronen, 50 Implantate (alle Impl Brånemark)	Quotientenbildung	3	98,6% Kr 98,6% Impl
Buser[60] (Schweiz)	1996	9 Patienten 12 Implantate (ITI)	-	5	100% ZE 100% Impl
Henry[154] (Australien)	1996	75 Patienten 86 Kronen, 86 Implantate (Brånemark)	Life-Table	5	95,3% Kr 96,6% Impl OK 100% Impl UK
Parein[302] (USA)	1997	152 Patienten 224 Konstruktionen, 392 Implantate (Brånemark)	Kaplan-Meier	6	81,9% ZE 89% Impl
Andersson[8] (Schweden)	1998	57 Patienten 65 Kronen (62 CeraOne/Vollkeramik-Kr, 3 Verblend-Kr) 65 Implantate (Brånemark)	Life-Table	5	93,7% Kr 98,5% Impl
Andersson[9] (Schweden)	1998	Gruppe 1: 19 Patienten, 19 Kronen, 19 Implantate Gruppe 2: 19 Patienten, 19 Kronen, 19 Implantate (alle Impl Brånemark)	Life-Table	5	100% Kr, 100% Impl Gruppe 1 94,4% Kr, 100% Impl Gruppe 2
Arvidson[14] (Schweden)	1998	107 Patienten 618 Implantate mit Brücken (Astra Tech)	Quotientenbildung	1 3 5	100% ZE, 98,9% Impl 100% ZE, 98,9% Impl 100% ZE, 98,7% Impl
Behr[24] (Deutschland)	1998	66 Patienten 34 herausnehmbare, 32 festsitzende Konstruktionen 138 Implantate (ITI) 31 Patienten 13 herausnehmbare, 18 festsitzende Konstruktionen 50 Implantate (IMZ)	Kaplan-Meier	Ø 3,5	28,8% Komplikationen ZE ITI 77,4% Komplikationen ZE IMZ 97,3% ITI-Impl 100% IMZ-Impl
Karlsson[196] (Schweden)	1998	50 Patienten 52 Brücken, 133 Implantate (Astra Tech)	Quotientenbildung	2	95,7% Br 97,7% Impl
Lindh[237] (Schweden)	1998	Meta-Analyse (9 Studien, 570 Einzelkronen, 570 Implantate; 10 Studien, Brücken- Konstruktionen auf 2116 Impl)	Life-Table	6-7	97,5% Kr 93,6% Br
Scheller[349] (Deutschland)	1998	82 Patienten 99 Kronen, 99 Implantate (Brånemark)	Life-Table	5	91,1% Kr 95,9% Impl

Watzek[416] (Österreich)	1998	20 Patienten 5 Brücken, 15 Steg-Prothesen 155 Implantate (IMZ, Frialen)	Kaplan-Meier	5,8	100% ZE 95,4% Impl
Wyatt[439] (Kanada)	1998	77 Patienten 97 Konstruktionen, 230 Implantate (Brånemark)	Kaplan-Meier	Ø 5,4	97% ZE 94% Impl
Gunne[139] (Schweden)	1999	23 Patienten, 46 Brücken (23 mit 2 Impl, 23 mit 1 Impl und 1 natürl Zahn) 69 Implantate (Brånemark)	Life-Table	10	80% Br mit 2 Impl 85% Br mit 1 Impl & 1 natürl Zahn 88% Impl gesamt
Keller[198] (USA)	1999	17 Patienten 17 Konstruktionen 125 Implantate (Brånemark)	Quotientenbildung	12	100% ZE 94% Impl
Lekholm[235] (Schweden)	1999	127 Patienten 163 Konstruktionen, 461 Implantate (Brånemark)	Life-Table	10	86,5% ZE 92,6% Impl
Örtorp[290] (Schweden)	1999	58 Patienten 68 Konstruktionen, 167 Implantate (Brånemark)	Life-Table	5	95,6% ZE 93,6% Impl
Örtorp[291] (Schweden)	1999	Gruppe 1:155 Patienten, 155 EMF-Konstruktionen Gruppe 2: 53 Patienten, 53 hochgold. Konstruktionen insg. 825 Implantate (alle Implantate Brånemark)	Life-Table	5	95,9% ZE Gruppe 1 99,7% Impl Gruppe 1 100% ZE Gruppe 2 99,6% Impl Gruppe 2
Polizzi[314] (Italien)	1999	21 Patienten 30 Kronen, 30 Implantate (Brånemark)	Life-Table	6-7	96,7% Kr 96,7% Impl
Schwartz-Arad[362] (Israel)	1999	55 Patienten 78 Kronen, 78 Implantate	Quotientenbildung	5	14% Komplikationen ZE 92,3% Impl
Wennerberg[421] (Schweden)	1999	137 Patienten 133 Konstruktionen, 422 Implantate (Brånemark)	Life-Table	5	98,4% ZE 97,7% Impl
Bianco[38] (Italien)	2000	214 Patienten 252 Kronen 252 Implantate (Brånemark)	Life-Table	8	95,9% Kr 95,9% Impl
Creugers[75] (Niederlande)	2000	Meta-Analyse (9 Studien, Einzelkronen, 459 Implantate)	Life-Table	4	83% Kr (n = 240 aus 4 Studien) 97% Impl
Naert[272] (Belgien)	2000	219 Patienten 263 Kronen, 270 Implantate (Brånemark)	Kaplan-Meier	11	96,5% ZE 93% Impl
Hosny[163] (Belgien)	2000	18 Konstruktionen, 48 Implantate (IMZ)	-	Ø 6,5	100% ZE 100% Impl
Palmer[297] (England)	2000	15 Patienten 15 Kronen, 15 Implantate (Astra Tech)	Quotientenbildung	5	93,3% Kr 100% Impl
Rodriguez[333] (USA)	2000	687 Patienten 882 Konstruktionen (herausnehmbar und festsitzend) 2900 Implantate	Life-Table	3	95,2% Steg-ZE 90,5% kombiniert Steg/ schleimhautgelagerter ZE 87% über Kappen befestigter ZE 97,6% Kr 93,3% Br 96,1% Hybrid-ZE
Brägger[49] (Schweiz)	2001	33 Patienten, 40 Brücken, 84 Implantate 15 Patienten, 18 Hybrid-ZE, 19 Impl & 18 natürl. Zähne (alle Impl ITI) 40 Patienten, 58 Brücken, 124 natürl Pfeiler	Quotientenbildung	4-5	97,5% Br auf Impl 94,4% Hybrid 98,3% Br auf natürl Pf 98,6% natürl Pf gesamt 98% Impl gesamt
Gotfredsen[134] (Dänemark)	2001	50 Patienten, 52 Brücken, 133 Implantate (Astra Tech)	Life-Table	5	96,2% Br 97,6% Impl

Mengel[256] (Deutschland)	2001	5 Patienten mit aggressiver PA, 10 Konstruktionen, 36 Implantate 5 Patienten mit chronischer PA, 7 Konstruktionen, 12 Implantate (alle Impl Brånemark)	Kaplan-Meier	5	100% ZE; 88,8% Impl bei Pat mit aggressiver PA 100% ZE; 100% Impl bei Pat mit chronischer PA
Mericske-Stern [258] (Schweiz)	2001	72 Patienten 109 Kronen, 109 Implantate (ITI)	Survival-Methodik nach Cutler und Ederer (Life-Table)	5	94,5% Kr 99,1% Impl
Andersen[4] (Norwegen)	2002	8 Patienten, 8 Einzelkronen, 8 Implantate (ITI)	-	5	100% Kr 100% Impl
Haas[141] (Österreich)	2002	71 Patienten 76 Kronen, 76 Implantate (Brånemark)	Kaplan-Meier	10	93% Kr 93% Impl
Krennmair[216] (Österreich)	2002	112 Patienten 146 Kronen, 146 Implantaten (Frialit-2)	Life-Table	Ø 3	96,4% Kr 97,3% Impl
Naert[273, 274] (Belgien)	2002	660 Patienten 810 Konstruktionen, 1956 Implantate (Brånemark)	Life-Table	16	95,8% ZE 91,4% Impl
Andersson[10] (Schweden)	2003	32 Patienten 36 Konstruktionen, 105 Implantate (Brånemark)	Life-Table	5	97,2% ZE 97,1% Impl
Attard[15] (Kanada)	2003	130 Patienten 432 Implantate (Brånemark)	Kaplan-Meier	15	89% ZE 91,6% Impl
Jemt[181] (Schweden)	2003	Gruppe 1: 21 Patienten mit jeweils 2 Brücken (je 1x NEM und hochgold), 117 Impl Gruppe 2: 21 Patienten mit 1 Konstruktion (NEM), 53 Impl (alle Impl Brånemark)	Life-Table	5	95% Br (NEM) Gruppe 1 100% Br (hochgold) Gr 1 100% Impl OK Gr 1 98,9% Impl UK Gr 1 90% ZE (NEM) Gruppe 2 95,8% Impl OK Gr 2 90,5% Impl UK Gr 2
Romeo[335] (Italien)	2003	38 Patienten 49 Extensionsbrücken, 100 Implantate (ITI, Brånemark)	Life-Table	7	98% Br 97% Impl
Attard[16] (Kanada)	2004	45 Patienten 47 Konstruktionen 265 Implantate (Brånemark)	Kaplan-Meier/ Survival-Methodik nach Cutler und Ederer (Life-Table)	20	84,3% ZE 86,8% Impl
Bernard[35] (Schweiz)	2004	28 Patienten 40 Kronen, 40 Implantate (Straumann)	-	Ø 4,2	100% ZE 100% Impl
Becker[22] (USA)	2004	36 Patienten 60 Extensionsbrücken 115 Implantate (ITI)	-	10	100% ZE 100% Impl
Bianchi[37] (Italien)	2004	116 Patienten 116 Kronen, 116 Impl (ITI)	-	9	100% ZE 100% Impl
Gotfredsen[132] (Dänemark)	2004	20 Patienten 20 Kronen 20 Implantate (Astra Tech)	Quotientenbildung	5	95% Kr 100% Impl
Pjetursson[308] (Schweiz)	2004	Meta-Analyse (21 Studien, 1123 Patienten, 1336 Brücken, 3578 Implantate)	Quotientenbildung	5 10	95% Br 95,4% Impl 86,7% Br 92,8% Impl
Wennström[422] (Schweden)	2004	51 Patienten 56 Brücken, 149 Implantaten (Astra Tech)	Quotientenbildung	5	94,7% Br 97,3% Impl
Zinsli[450] (Schweiz)	2004	149 Patienten herausnehmbarer und festsitzender ZE 298 Implantate (ITI)	Life-Table	5	100% ZE 98,7% Impl

Brägger[50] (Schweiz)	2005	48 Patienten, 69 Kr, 69 Impl 29 Patienten, 33 Br, 69 Impl 21 Patienten, 22 Konstruktionen, 22 Implantate & 24 natürliche Zähne (alle Impl Straumann)	Quotientenbildung	10	89,9% Kr 93,9% Br 68,2% Hybrid 92,7% Impl gesamt
Degidi[85] (Italien)	2005	11 Patienten 16 Konstruktionen 93 Implantate (31 IMZ, 62 Frialit-2)	Life-Table	7	98,5% ZE 93,5% Impl
Wennström[423] (Schweden)	2005	40 Patienten 45 Kronen, 45 Implantate (Astra Tech)	Quotientenbildung	5	97,7% Kr 97,7% Impl
Eliasson[102] (Schweden)	2006	123 Patienten 146 Brücken (63 mit 2 Impl, 83 mit 3 Impl), 375 Implantate (Brånemark)	Quotientenbildung	Ø 9,4-9,6	96,8% Br mit 2 Impl 97,6% Br mit 3 Impl 98,4% Impl
Jemt[182] (Schweden)	2006	44 Patienten 44 Konstruktionen, 247 Implantate (Brånemark)	Life-Table	15	90,6% ZE 90,9% Impl
Ormianer[289] (Israel)	2006	60 Patienten 137 Konstruktionen, 218 Implantate (Tapered Screw-Vent MTX)	Life-Table	5	96,3% ZE 98,2% Impl
Kreissl[215] (Deutschland)	2007	76 Patienten (46 Einzelkronen, 81 verblockte Kronen, 7 Brücken, 23 Extensionsbrücken) 205 Implantate (3i)	Kaplan-Meier	5	94,5% ZE (77,6% Einzelkronen, 86,1% verblockte Kronen, 100% Brücken, 68,6% Extensionsbrücken)
Pjetursson[311] (Schweiz)	2007	Meta-Analyse (24 Studien, 1384 Brücken, 26 Studien, 465 Kronen)	Quotientenbildung	5 10	94,5% Kr 95,2% Br 89,4% Kr 86,7% Br
Salinas[346] (USA)	2007	Meta-Analyse (51 Studien, 2963 Einzelkronen)	Quotientenbildung	5	95,1% ZE
Hälg[142] (Schweiz)	2008	Gruppe 1: 27 Patienten 27 Extensionsbr, 46 Implantate Gruppe 2: 27 Patienten 22 Kr, 5 Br, 32 Implantate (alle Impl Straumann)	Quotientenbildung	Ø 5,3	88,9% ZE Gruppe 1 95,7% Impl Gruppe 1 96,3% ZE Gruppe 2 96,9% Impl Gruppe 2
Jemt[183] (Schweden)	2008	38 Patienten 47 Kronen, 47 Implantate (Brånemark)	Life-Table	15	77% Kr 100% Impl
Jung[188] (Schweiz)	2008	Meta-Analyse (26 Studien, 1558 Einzelkronen, 1558 Implantate)	Quotientenbildung	5	94,5% Kr (13 Studien) 96,8% Impl (26 Studien)
Örtorp[292] (Schweden)	2008	104 Patienten 120 Konstruktionen, 351 Implantate (Brånemark)	Life-Table	10	93,7% ZE 93% Impl
Purcell[319] (USA)	2008	46 Patienten 46 Konstruktionen, 233 Implantate (Steri-Oss)	Quotientenbildung	Ø 7,9	100% ZE 99,6% Impl
Aglietta[1] (Schweiz)	2009	Meta-Analyse (5 Studien, 155 Extensionsbrücken, 354 Implantate)	Quotientenbildung	5 10	94,3% Br 98,5% Impl 88,9% Br 97,1% Impl
Degidi[86] (Italien)	2009	Gruppe 1: 82 Patienten 264 Implantate mit Sofortbelastung Gruppe 2: 73 Patienten 286 Implantate mit verzögerter Belastung (alle Impl Maestro)	Quotientenbildung	5	100% ZE 98,8% Impl Gruppe 1 100% Impl Gruppe 2

Autor	Jahr	Studie	Methode	Zeit	Ergebnis
Lambert[224] (USA)	2009	Review (33 Studien, 1320 Patienten, 8376 Implantate)	rein deskriptiv	1 10 15	98,2% ZE 94% Impl 92,1% ZE 87,7% Impl
Örtorp[293] (Schweden)	2009	Gruppe 1:155 Patienten, 155 EMF-Konstruktionen Gruppe 2: 53 Patienten, 53 hochgold. Konstruktionen insg. 825 Implantate (alle Implantate Brånemark)	Life-Table	15	89,2% ZE Gruppe 1 98,7% Impl Gruppe 1 100% ZE Gruppe 2 98,9% Impl Gruppe 2
Ridell[330] (Schweden)	2009	21 Patienten 21 Brücken, 94 Implantate (Brånemark)	Quotientenbildung	Ø 8	100% ZE
Romeo[336] (Italien)	2009	45 Patienten 59 Extensionsbrücken, 116 Implantate (ITI)	Life-Table	Ø 8,2	100% ZE 100% Impl
Vigolo[402] (Italien)	2009	144 Patienten 182 Kronen, 182 Implantate (3i)	-	5	100% Kr 100% Impl
Zurdo[458] (England)	2009	Review (3 Studien, 74 Extensionsbrücken, 142 Brücken)	rein deskriptiv	5	Ø 91,9% Extensions-Br Ø 95,8% Brücken
Bonde[45] (Dänemark)	2010	49 Kronen 52 Implantate (Brånemark)	Quotientenbildung	10	94% Kr 94% Impl
Friberg[124] (Schweden)	2010	Gruppe 1: 41 Patienten 117 Konstruktionen 178 Impl (110 Standard, 68 TiUnite) Gruppe 2: 70 Patienten 212 TiUnite Implantate (alle Impl Brånemark)	Life-Table	5	100% ZE 99,1% Impl Gruppe 1 98,4% Impl Gruppe 2
Krennmair[220] (Österreich)	2010	216 Patienten 244 Konstruktionen, 541 Implantate (Camlog)	Life-Table	5	100% ZE 98,3% Impl
Larsson[227] (Schweden)	2010	18 Patienten 25 Vollkeramikbrücken auf Implantaten (Astra Tech)	Quotientenbildung	5	100% ZE
Schmidlin[355] (Schweiz)	2010	39 Einzelkronen	Kaplan-Meier	5 10	83,6% Kr 66,2% Kr
Urdaneta[392] (USA)	2010	81 Patienten 326 Kronen, 326 Implantate (Bicon)	Quotientenbildung	Ø 5,9	94,8% Kr 98,1% Impl
Brägger[51] (Schweiz)	2011	9 Brücken 15 Extensionsbrücken	Kaplan-Meier	5 10	88,9% Br 60% Extensions-Br 88,9% Br
Krennmair[222] (Österreich)	2011	36 Patienten 36 Brücken, 72 Implantate (Camlog)	-	Ø 4,7	100% ZE 100% Impl
Mertens[261] (Deutschland)	2011	17 Patienten 17 Konstruktionen 106 Implantate (Astra Tech)	Quotientenbildung	8	100% ZE 99% Impl
Aglietta[2] (Schweiz)	2012	17 Patienten, 19 Einzelkronen 21 Patienten, 21 Extensionsbrücken, 42 Impl (alle Impl Straumann)	-	5	100% ZE 100% Impl

Gotfredsen[133] (Dänemark)	2012	20 Patienten, 20 Kronen, 20 Implantate (Astra Tech ST)	Quotientenbildung	10	90% Kr 100% Impl
Jung[189] (Schweiz)	2012	Meta-Analyse (46 Studien, 3199 Einzelkronen, 3223 Implantate)	Quotientenbildung	5 10	96,3% Kr (20 Studien) 97,2% Impl (46 Studien) 89,4% Kr (20 Studien) 95,2% Impl (46 Studien)
Pjetursson[313] (Island)	2012	Meta-Analyse (32 Studien, 2100 Patienten, 1881 Konstruktionen, 4266 Implantate)	Quotientenbildung	5 10	95,4% Kr (27 Studien) 95,6% Impl (27 Studien) 80,1% Kr (27 Studien) 93,1% Impl (27 Studien)
Romeo[337] (Italien)	2012	Meta-Analyse (6 Studien, 222 Extensionsbrücken, 498 Implantate)	Quotientenbildung	5	97,1% Br 98,9% Impl
Schneider[359] (Schweiz)	2012	70 Patienten 100 Einzelkronen, 100 Implantate (24 Straumann, 76 Brånemark)	Quotientenbildung	5	95,8% Kr 95,8% Impl
Wolleb[432] (Schweiz)	2012	37 Kronen, 15 Brücken, 76 Implantate (54 Brånemark, 22 Straumann)	Quotientenbildung	5	100% Kr 100% Br 100% Impl

In der graphischen Aufbereitung der Überlebenszeiten (Abb. 3.11) von festsitzendem implantatgestütztem Zahnersatz vermittelt die lineare Regressionsgerade einen sehr langsamen Abwärtstrend, bei dem die 90%-Rate erst nach ca. 14 Jahren unterschritten wird.

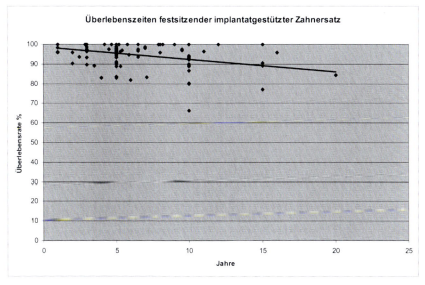

Abbildung 3.11: Graphische Darstellung der Überlebenszeiten von festsitzendem implantatgestütztem Zahnersatz aus Tabelle 3.9

Tabelle 3.10: Überlebenszeitanalysen von herausnehmbarem implantatgestütztem Zahnersatz

(Impl = Implantate, Kr = Kronen, Br = Brücken, ZE = Zahnersatz)

Erstautor	Jahr	Anzahl	Statistik	Zeitraum (Jahre)	Überlebensrate
Johns[185] (England)	1992	127 Patienten 29 OK-Steg-Prothesen, 98 UK-Steg-Prothesen 311 Implantate (Brånemark)	Quotientenbildung	1	86,2% ZE OK 96,9% ZE UK 81,2% Impl OK 96,2% Impl UK
Krämer[214] (Deutschland)	1992	11 Patienten 11 Steg-Prothesen 66 Implantate (IMZ)	Quotientenbildung	≤ 5	100% ZE 94% Impl
Jemt[178] (Schweden)	1994	6 Patienten 6 Steg-Prothesen 32 Implantate (Brånemark)	-	1	100% ZE 100% Impl
Hutton[167] (USA)	1995	133 Patienten 120 Steg-Prothesen, 294 Implantate (Brånemark)	Quotientenbildung	3	90,8% ZE (72,4% OK, 96,7% UK) 86,4% Impl
Jemt[179] (Schweden)	1995	150 Patienten festsitzender und herausnehmbarer ZE 801 Implantate (Brånemark)	Life-Table	5	97% festsitzender ZE 81,1% herausnehmbarer ZE 92,1% Impl fest. ZE 71,3% Impl heraus. ZE
Jemt[180] (Schweden)	1996	30 Patienten, 30 OK-Steg-Prothesen, 117 Implantate 103 Patienten, 103 UK-Steg-Prothesen, 393 Implantate (alle Impl Brånemark)	Life-Table	5	77,9% ZE OK 72,4% Impl OK 100% ZE UK 94,5% Impl UK
Ekfeldt[101] (Schweden)	1997	Gruppe 1: 12 Patienten, 13 Prothesen (Steg, Kugelkopf) 39 Implantate Gruppe 2: 29 Patienten, 30 Prothesen (Steg, Kugelkopf) 156 Implantate (alle Impl Brånemark)	Quotientenbildung	Ø 2,5 Ø 2,8	84,6% ZE, 87,9% Impl Gruppe 1 73,3% ZE, 79,3 % Impl Gruppe 2
Makkonen[244] (Finnland)	1997	Gruppe 1: 13 Patienten mit festsitzendem ZE auf 77 Implantaten Gruppe 2: 20 Patienten mit herausnehmbaren Steg-Konstruktionen auf 78 Implantaten (alle Impl Astra Tech)	Quotientenbildung	5	100% ZE 98,7% Impl (100% Impl Gruppe 1, 97,4% Impl Gruppe 2)
Naert[270] (Belgien)	1997	36 Patienten 36 Konstruktionen (Steg, Kugel, Magnet) 72 Implantate (Brånemark)	Quotientenbildung	3	100% ZE (26 Maßnahmen Steg-ZE 78 Maßnahmen Magnet-ZE 56 Maßnahmen Kugel-ZE) 100% Impl
Behr[24] (Deutschland)	1998	66 Patienten 34 herausnehmbare, 32 festsitzende Konstruktionen 138 Implantate (ITI) 31 Patienten 13 herausnehmbare, 18 festsitzende Konstruktionen 50 Implantate (IMZ)	Kaplan-Meier	Ø 3,5	28,8% Komplikationen ZE ITI 77,4% Komplikationen ZE IMZ 97,3% ITI-Impl 100% IMZ-Impl
Naert[271] (Belgien)	1998	13 Patienten 13 Steg-Prothesen 53 Implantate (Brånemark)	Quotientenbildung	≤ 4	84,6% ZE 88,6% Impl
Watzek[416] (Österreich)	1998	20 Patienten 15 Steg-Prothesen, 5 Brücken 155 Implantate (IMZ, Frialen)	Kaplan-Meier	5,8	100% ZE 95,4% Impl
Keller[198] (USA)	1999	13 Patienten 13 Prothesen (Steg, Kugelkopf) 70 Implantate (Brånemark)	Quotientenbildung	12	77% ZE 76% Impl

Rodriguez[333] (USA)	2000	687 Patienten 882 Konstruktionen (herausnehmbar und festsitzend) 2900 Implantate	Life-Table	3	95,2% Steg-ZE 90,5% kombiniert Steg/ schleimhautgelagerter ZE 87% über Kappen befestigter ZE 97,6% Kr 93,3% Br 96,1% Hybrid-ZE
Zitzmann[451, 452] (Schweiz)	2000	Gruppe 1: 10 Patienten mit festsitzendem ZE auf 84 Impl Gruppe 2: 10 Patienten mit herausnehmbaren Steg-ZE auf 71 Implantaten (alle Impl Brånemark)	Kaplan-Meier	1,5	100% ZE; 97,6% Impl Gruppe 1 100% ZE; 94,4% Impl Gruppe 2
Kiener[208] (Schweiz)	2001	41 Patienten 41 Konstruktionen (Steg, Kugel, TK) 173 Implantate (ITI)	Kaplan-Meier	Ø 3,2	95% ZE 95,5% Impl
Weischer[419] (Deutschland)	2001	24 Patienten 24 TK-ZE 111 Implantate (IMZ, Frialit-2, Brånemark)	Life-Table	9	95% ZE 97% Impl
Dudic[91] (Schweiz)	2002	119 Patienten 75 resilient verankerter ZE, 44 starr verankerter ZE 258 Implantate (ITI)	Kaplan-Meier	Ø 9,3	87% ZE 96% Impl
Fortin[117] (Schweden)	2002	45 Patienten 45 Steg-Prothesen 245 Implantate (Brånemark)	Quotientenbildung	5	100% ZE 97% Impl
Mericske-Stern[259] (Schweiz)	2002	41 Patienten 41 Konstruktionen (Steg, Kugelkopf, TK) 173 Implantate (ITI)	Life-Table	5	97,6% ZE 94,2% Impl
Raghoebar[321] (Niederlande)	2003	10 Patienten 10 Stegprothesen 68 Implantate (3i)	Quotientenbildung	1	100% ZE 95,6% Impl
Attard[17] (Kanada)	2004	30 Patienten 32 Konstruktionen (Steg, Kugel, Magnet) 132 Implantate (Brånemark)	Kaplan-Meier	15	91,4% ZE 96,1% Impl
Heckmann[147] (Deutschland) Schrott[360] (Deutschland)	2004	23 Patienten 23 TK-Prothesen 46 Implantate (ITI)	-	10	100% ZE 100% Impl
Zinsli[450] (Schweiz)	2004	149 Patienten herausnehmbare und festsitzende Konstruktionen 298 Implantate (ITI)	Life-Table	5	100% ZE 98,7% Impl
Widbom[428] (Schweden)	2005	Gruppe 1: 13 Patienten, 13 Steg-Konstruktionen mit Kugelkopfanker Gruppe 2: 14 Patienten, 14 Steg-Konstruktionen mit Kugelkopfanker 145 Implantate (Brånemark)	Life-Table	5	100% ZE Gruppe 1 77% Impl Gruppe 1 64,3% ZE Gruppe 2 46% Impl Gruppe 2
Krenmaier[217] (Österreich)	2006	25 Patienten 25 Konstruktionen (13 über Kugel verankert, 12 über Resilienzteleskop verankert) 50 Implantate (Camlog)	-	3	100% ZE (63 Maßnahmen bei über Kugel verankertem ZE 26 Maßnahmen bei über Resilienzteleskop verankertem ZE) 100% Impl
Krennmair[218] (Österreich)	2007	58 Patienten 58 Steg-Konstruktionen 232 Implantate (IMZ, Frialoc, Camlog)	Life-Table	Ø 4,9	100% ZE (12% Maßnahmen) 99% Impl

Krennmair[219] (Österreich)	2007	22 Patienten 22 TK-Prothesen 108 Pfeiler (48 natürliche Pfeilerzähne, 60 Implantate)	Life-Table	Ø 3,2	100% Pro 100% Pf 100% Impl
Weng[420] (Deutschland)	2007	14 TK-Prothesen (Osseotite)	Kaplan-Meier	Ø 2,1	48,9% Pro
Eitner[99] (Deutschland)	2008	109 Patienten 51 Steg-Konstruktionen, 58 TK-Konstruktionen 328 Implantate (Straumann, HaTi, Ankylos, Brånemark, TPS)	Kaplan-Meier	Ø 3,4	93,5% Impl mit Steg-ZE 94,8% Impl mit TK-ZE
Mericske-Stern[260] (Schweiz)	2009	20 Patienten 20 Stegprothesen, 40 Implantate (Straumann)	-	0,5	100% ZE 100% Impl
Visser[403] (Niederlande)	2009	39 Patienten 39 Kugel-ZE 252 Implantate (Brånemark)	Quotientenbildung	10	100% ZE 86,1% Impl
Andreiotelli[11] (Deutschland)	2010	Review (18 Studien mit herausnehmbaren ZE auf Implantaten)	rein deskriptiv	5-19	87-100% Pro (Angabe Überlebenszeit ZE nur in 3 Studien) 71-100% Impl
Friberg[124] (Schweden)	2010	Gruppe 1: 41 Patienten 117 Konstruktionen 178 Implantate (110 Standard, 68 TiUnite) Gruppe 2: 70 Patienten 212 TiUnite Implantate (alles Brånemark)	Life-Table	5	100% ZE 99,1% Impl Gruppe 1 98,4% Impl Gruppe 2
Rentsch-Kollar[328] (Schweiz)	2010	147 Patienten 147 Konstruktionen (Steg, Kugel) 314 Implantate (Straumann)	Quotientenbildung	Ø 16,5	> 80% ZE 96,2% Impl
Slot[370] (Niederlande)	2010	Meta-Analyse (31 Studien, 796 Patienten, 3116 Implantate)	Quotientenbildung	pro Jahr	97,4% ZE; 98,2% Impl bei Steg-ZE mit ≥ 6 Impl 96,5% ZE; 96,3% Impl bei Steg-ZE mit ≤ 4 Impl 95,2% Impl bei Kugel-ZE mit ≤ 4 Impl
Bortolini[48] (Italien)	2011	32 Patienten 32 Prothesen (Kugel) 64 Implantate (Brånemark)	Quotientenbildung	8	100% ZE 93,8 Impl
Koller[212] (Deutschland)	2011	Review (3 Studien mit TK-Prothesen auf Implantaten)	rein deskriptiv	3-10,4	95%-100% Pro 97%-100% Impl
Krennmair[221] (Österreich)	2011	13 Patienten, 13 Prothesen (Kugel), 26 Implantate 12 Patienten, 12 TK-Prothesen, 24 Implantate (alle Implantate Camlog)	-	5	100% ZE 100% Impl
Krennmair[223] (Österreich)	2012	26 Patienten, 26 Steg-Prothesen, 104 Implantate 25 Patienten, 25 TK-Prothesen, 100 Implantate (alle Implantate Camlog)	-	3	100% ZE 100% Impl

Graphisch dargestellt (Abb. 3.12) zeigt der herausnehmbare implantatgestützte Zahnersatz einen Trend bei den Überlebensraten, welcher mit der Tendenz bei den festsitzenden Suprakonstruktionen vergleichbar ist. Auch hier wird laut der Trendlinie (lineare Regressionsgerade) die 90%ige Überlebensrate erst nach ungefähr 14 Jahren unterschritten.

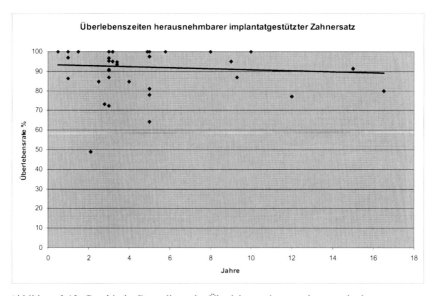

Abbildung 3.12: Graphische Darstellung der Überlebenszeiten von herausnehmbarem implantatgestütztem Zahnersatz aus Tabelle 3.10

3.6 Resultierende Fragen

Resümierend haben sich bei der Durchsicht der Literaturquellen folgende spezielle Fragen (F1.-F6.) zu den jeweiligen Zahnersatzarten ergeben bzw. sind offen geblieben:

3.6.1 Herausnehmbarer partieller Zahnersatz

F 1.   Teilersatz in Form von **Teleskopprothesen** wird in vielen Untersuchungen als aufwendige Zahnersatzform beschrieben, [129, 212, 263, 376, 420, 435] die nicht zuletzt auch wegen des hohen Nachsorgebedarfs[26, 96, 97, 161, 344, 427, 435, 455] eine teure Therapiealternative[212, 381, 435, 455] darstellt. Somit stellt sich die Frage, wie hoch der finanzielle Aufwand bei der Bewältigung des beschriebenen vielzähligen Nachsorgebedarfs bei Teleskopprothesen ist, der diese Versorgungsart neben den enormen Initialkosten so hochpreisig erscheinen lässt?

F 2.   In Studien zu **klammerverankerten Einstückgussprothesen** werden häufig adäquate Ausführungsformen propagiert und dementsprechende Empfehlungen zur Prothesengestaltung gegeben. [3, 27, 52, 53, 62, 65, 89, 98, 241, 242, 296, 340, 444, 455, 456] Daraus ergibt sich die Frage, ob die Ausführungsform bzw. -qualität die Überlebensdauer von klammerverankerten Einstückgussprothesen beeinflussen kann?

3.6.2 Festsitzender Zahnersatz

F 3.   Überlebenszeitanalysen von **Kronen und Brücken** fanden häufig unter optimierten Studienbedingungen statt.[36, 41, 46, 78, 80, 81, 83, 94, 104, 110, 111, 119, 120, 122, 125, 128, 136, 186, 187, 210, 233, 236, 243, 245-247, 250, 251, 255, 268, 275, 276, 284, 285, 301, 316-318, 322, 327, 341, 343, 345, 347, 350, 357, 366, 374, 380, 382, 389-391, 396, 397, 404, 407, 430, 431] Welche Ergebnisse sind aber bei der „ungeschönten" klinischen Realität, bei der Patienten nach der Eingliederung von Zahnersatz häufig erst wieder bei Problemen vorstellig werden, vorzufinden?

F 4.   In Studien zu **überkronten Zähnen** wird unter anderem wiederholt ein negativer Einfluss mangelhafter Restaurationen auf das umliegende parodontale Gewebe beschrieben. [54, 78, 81, 294, 310, 326, 353, 355, 397, 411, 414] Deshalb ergibt sich die Frage, welchen langfristigen Einfluss auf parodontale Parameter die Versorgung von Zähnen mit regelrecht ausgeführten Kronen- und Brückenkonstruktionen ausübt?

F 5.　　Festsitzender Zahnersatz in Form von **Extensions- und überspannten Brücken** birgt einige Risiken in sich, [55, 61, 79, 228, 232, 240, 283, 295, 331, 358] so dass die Frage aufkommt, ob diese Art von Versorgungen zu Recht als „Risikokonstruktionen" bezeichnet werden?

3.6.3 Implantatgestützter Zahnersatz

F 6.　　**Implantatgetragene Zahnersatzarten** werden häufig mit einem hohen Nachsorgebedarf in Verbindung gebracht. [11, 91, 177, 179, 188, 270, 308, 311-313, 336, 355, 421, 428] Dabei stellt sich die Frage, ob bezüglich dieses Aspektes Unterschiede zwischen festsitzendem und herausnehmbarem implantatgestütztem Zahnersatz existieren?

Im nachfolgenden Teil der Habilitationsschrift sollen durch die eigenen Untersuchungen auch Antworten auf diese speziellen Fragen gegeben werden.

4 Eigene Untersuchungen

Die in dem folgenden zweiten Teil der Habilitationsschrift beschriebenen retrospektiven Longitudinalstudien stützen sich auf Dokumentenanalysen ausschließlich von Patienten, die in der Poliklinik für Zahnärztliche Prothetik der Justus-Liebig-Universität Gießen versorgt wurden.

4.1 Patientendokumentation

Die Historie der Patientendokumentation in der Abteilung kann in drei Abschnitte unterteilt werden (Abb. 4.1). Dienten die vor 1995 in Karteikarten aufgezeichneten Daten hauptsächlich abrechnungstechnischen Zwecken, wurde in den Jahren 1995 bis 1997 mit dem Aufbau einer strukturierten Patientendokumentation mittels umfangreicher standardisierter Befundbögen begonnen. Gleichzeitig wurde auch ein regelmäßiges Nachsorgeprogramm bzw. Recallsystem eingeführt. Nach Eingliederung der Restaurationen wird allen Patienten die freiwillige Teilnahme an diesem Programm angeboten, in dem eine stets identische Kontrolle des stomatognathen Systems sowie des Zahnersatzes durchgeführt und ebenfalls standardisiert dokumentiert wird. Somit stammen Patientendaten zum einen aus der Behandlungshistorie und zum anderen aus dem abteilungseigenen Nachsorgeprogramm. Seit 2003/2004 findet schließlich die gesamte Aufzeichnung von Patientendaten papierlos und EDV-gestützt statt.

Die dazugehörige MZD (Multizentrische Dokumentation)-Software wurde in Eigeninitiative speziell für die zahnärztliche Patientenverwaltung an Universitätszahnkliniken entwickelt und geht weit über die üblichen Standards hinaus. Neben der Erhebung von Stammdaten erfolgen eine ausführliche Dokumentation zahnmedizinischer Befunde sowie die Aufzeichnung von Therapieentscheidungen und Behandlungsverläufen, wobei die Terminplanung und Erstellung von Laboraufträgen ebenfalls digital erfolgt. Hinzu kommt unter anderem eine Bildverwaltung für intraorale Patientenfotos und digitale oder digitalisierte Röntgenbilder, die nicht zuletzt für die EDV-gestützten Therapieplanungen genutzt werden. Das System beinhaltet mittlerweile mehrere umfangreiche Module. So existiert neben der Patientendokumentation z.B. auch eine Studentenverwaltung mit integrierter Kursadministration sowie eine eigenständige Material- und Lagerverwaltung.

Das System wird durch einen eigens dafür verantwortlichen IT-Techniker gewartet und ständig erweitert. Die Gewährleistung der Sicherheit und des Datenschutzes wurde 2007 durch eine Vorabkontrolle gemäß § 7 Abs. 6 des Hessischen Datenschutzgesetzes (HDSG)[87] überprüft. Aktuell sind knapp 11.000 Datensätze in diesem System hinterlegt.

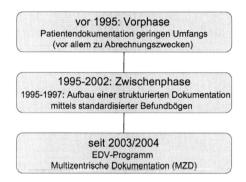

Abbildung 4.1: Historie der Patientendokumentation in der Poliklinik

4.2 Rahmenbedingungen aller folgenden Untersuchungen

Die zur Eingliederung des entsprechenden Zahnersatzes notwendigen Behandlungsmaßnahmen sowie die Erhebung der Daten wurde durch Studierende der klinischen Kurse unter ständiger Aufsicht oder durch die Mitarbeiter/innen der Poliklinik selbst nach stets gleichen Prinzipien durchgeführt. Die Anfertigung des Zahnersatzes erfolgte ebenfalls standardisiert durch qualifizierte Dentallabore, so dass alle Versorgungen bezüglich der zahnärztlichen wie auch zahntechnischen Qualität ein homogenes Untersuchungskonvolut darstellen. Die erhobenen Daten wurden nach schriftlicher Zustimmung durch den Patienten elektronisch erfasst und gemäß der Bestimmungen des HDSG[87] gespeichert. Gleichwohl wurde zusätzlich ein positives Votum (Aktenzeichen 164/11) der Ethik-Kommission am Fachbereich Medizin der Justus-Liebig-Universität Gießen eingeholt.

In die Studien wurden nur Patientenunterlagen mit vollständigen Datensätzen einbezogen. Dabei wurden auch Patienten aus der Vor- und Zwischenphase der Patientendokumentation (Abb. 4.1) miteinbezogen, wenn diese nach 2003/2004 weiterhin in Behandlung waren. Die entsprechenden Daten aus der Zeit vor Einführung des EDV-Systems wurden dann im Rahmen der einzelnen Untersuchungen nacherfasst. Einschlusskriterien erfüllten alle Patienten, die mindestens 18 Jahre alt und mit herausnehmbarem, festsitzendem und/oder kombiniertem sowie implantatgetragenem Zahnersatz versorgt waren. Ausgeschlossen von den Studien waren Patienten, die ihr Einverständnis zur Speicherung ihrer Daten verweigerten. Bei diesen Patienten erfolgte keine Datenerfassung, so dass aufgrund unvollständiger Datensätze eine Einbeziehung in die Auswertung nicht möglich war. Weiterhin wurden solche Fälle ausgeschlossen, bei denen nach dem Eingliederungszeitpunkt keine weiteren Daten vorlagen.

Die Auswertung der gesammelten Daten erfolgte mit dem Statistikprogramm SPSS (Statistical Package for the Social Sciences) unter Beratung der AG Medizinische Statistik des Instituts für Medizinische Informatik der Justus-Liebig-Universität Gießen sowie unter Beratung von Herrn Dr. Jürgen Riehl (jr train & serv, Gießen) und Herrn Dipl.-Math. Jörg Reitze (MoReData, Gießen). Hauptzielkriterium war die Überlebenszeit der jeweiligen Versorgungsart. Für die Berechnung der Überlebenswahrscheinlichkeit wurde die zeitbezogene Kaplan-Meier-Analyse verwendet.[68, 144, 192, 203, 459] Definiert wurde als Zielereignis die Dauer bis zur Neuversorgung (Zeit in Jahren, bis zum Ende der Nutzungsperiode) bzw. die Dauer bis zur Extraktion eines Pfeilerzahnes (Zeit in Jahren) sowie die Zeitspanne bis zur ersten Nachsorgemaßnahme. Die Zensierung der Beobachtungsintervalle ohne Zielereignis erfolgte zum Zeitpunkt des letzten dokumentierten Besuchs des Patienten. Zur Identifizierung möglicher modellierender Faktoren wurde die Überlebenszeit der jeweiligen Zahnersatzart getrennt nach Untergruppen (z.B. „Patientengeschlecht", „Patientenalter", „Prothesenlokalisation", „Kennedy-Klasse des versorgten Kiefers", „Pfeileranzahl", „Recallteilnahme", usw.) mit Hilfe des Log-Rank-Tests und ggf. des Breslow-Tests analysiert.[92, 447, 459] Zusätzlich kam zur Untersuchung des gleichzeitigen Einflusses mehrerer Faktoren auf die Zielvariable Überlebenszeit das Cox-Modell zum Einsatz.[459] Das Verlustrisiko wurde als Hazard-Funktion graphisch dargestellt bzw. bei der Cox-Regression durch das Hazard Ratio angegeben.[459] Als Signifikanzniveau α wurde wie allgemein üblich $\alpha = 0,05$ gewählt.[28]

Des Weiteren wurden die während der Funktionsperiode anfallenden Nachsorge- bzw. Instandhaltungsmaßnahmen evaluiert.

Die eigenen klinischen Beobachtungsstudien fokussieren sich auf Zahnersatzarten aus den bereits erwähnten drei bedeutendsten Gruppen von definitiven prothetischen Behandlungsmitteln[257, 437, 454, 455] in der Reihenfolge ihrer aktuellen Relevanz. Sie beginnen deshalb mit Untersuchungen zu Teleskopprothesen und klammerverankerten Einstückgussprothesen aus der Hauptgruppe des herausnehmbaren partiellen Zahnersatzes, gefolgt von Studien zu Kronen und Brücken (inkl. Extensions- und überspannte Brücken) aus der Gruppe des festsitzenden Ersatzes. Zum Schluss werden die Ergebnisse aus einer Studie zum implantatgetragenen Zahnersatz (festsitzend und herausnehmbar) vorgestellt.

5 Klinische Bewährung von Teleskopprothesen unter besonderer Berücksichtigung der Instandhaltungskosten[*]

5.1 Einleitung

Trotz der unzweifelhaften Erfolge der Prophylaxe wie auch der Implantologie, ist auch heute noch die herausnehmbare Teilprothese, vorzugsweise im höheren Lebensalter, eine therapeutische Option zum Ersatz fehlender Zähne.[257, 454, 455] Die Anzahl der Patienten, welche mit einer Teilprothese therapiert werden, steigt mit dem Lebensalter und erreicht ihren Höhepunkt für den Oberkiefer mit 51-60 Jahren und für den Unterkiefer mit 61-70 Jahren.[166]

Dabei stellt die vor allem im deutschen Sprachraum verwendete, starr am Restgebiss verankerte Teleskopprothese ein in der Literatur vieldiskutiertes therapeutisches Medium dar,[25, 26, 34, 44, 69, 90, 96, 97, 107, 127, 129, 135, 150-152, 161, 165, 168, 212, 219, 265, 267, 280, 281, 307, 324, 344, 375, 376, 385-387, 405, 409, 420, 424, 425, 427, 435] welches dem Patienten einen hohen oralen Komfort bieten kann.[135, 420, 436] Allerdings ist die Teleskopprothese sowohl behandlungs- als auch labortechnisch sehr aufwendig[129, 212, 263, 376, 420, 435] und kennzeichnet sich durch einen relativ hohen Nachsorgebedarf aus.[26, 96, 97, 161, 344, 427, 435, 455] Diese Faktoren ziehen eine hohe finanzielle Belastung des Patienten nach sich und dies, wo gerade in der heutigen Zeit den ökonomischen Aspekten der prothetischen Versorgung eine besondere Bedeutung zukommt.[203, 377]

Ziel der vorliegenden retrospektiven Longitudinalstudie war es daher, zusätzlich zu der Erfolgswahrscheinlichkeit der Teleskopprothese und deren Nachsorgebedarf, die Instandhaltungskosten, welche in der Funktionsperiode anfielen, zu berechnen.

---

[*] Entspricht größtenteils: **Rehmann P**, Weber A, Balkenhol M, Wöstmann B, Ferger P: Retrospektive Longitudinalstudie über die langfristige Bewährung von Teleskopprothesen unter besonderer Berücksichtigung der Instandhaltungskosten. Dtsch Zahnärztl Z 2006; 61:403-409.[325]

5.2 Material und Methode

Im Rahmen dieser retrospektiven Longitudinalstudie wurden die Daten von Patienten, welche im Zeitraum von 1995 bis 2004 mit Teleskopprothesen versorgt wurden, erfasst und ausgewertet. Ausgeschlossen wurden implantatgestützte Prothesen sowie solche Fälle, zu denen über die Eingliederung hinaus keine auswertbaren Daten verfügbar waren (n = 90). Es wurden schlussendlich 463 Patienten (239 weiblich, 224 männlich) mit insgesamt 554 Teleskopprothesen (253 im Oberkiefer, 301 im Unterkiefer) und 1758 Pfeilerzähnen in die Studie einbezogen (Abb. 5.1). Jede Prothese wurde als eigenständiger Behandlungsfall angesehen.[213]

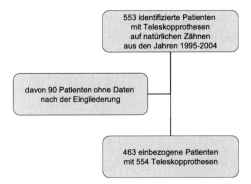

Abbildung 5.1: Suchstrategie für die Studienpopulation mit Teleskopprothesen auf natürlichen Zähnen

94,6% der Prothesen wurden durch Zylinderteleskope am Restgebiss retiniert; die restlichen 5,4% der Teleskopprothesen (30 Prothesen) wurden zusätzlich durch gegossene Klammern im Molarenbereich befestigt.

Die versorgten Kiefer konnten in 399 Fällen (72,0%) der Kennedy-Klasse I, in 82 Fällen (14,8%) der Kennedy-Klasse II sowie in 18 Fällen (3,3%) der Kennedy-Klasse III zugeordnet werden. Es wurde keine Gebisskonfiguration der Kennedy-Klasse IV mit einer Teleskopprothese versorgt und bei 55 Lückengebissen (9,9%) waren noch maximal drei restierende Zähne im selben Quadranten vorhanden.

284 Prothesen (51,3%) wurden bei Frauen und 270 Prothesen (48,7%) bei Männern eingegliedert.

Die versorgten Patienten waren zum Zeitpunkt der Protheseneingliederung im Mittel 58,8 ± 11,2 Jahre alt. Der jüngste Patient war 21,1 und der älteste 84,8 Jahre. Im Mittel wurden die Patienten 5,3 ± 2,9 Jahre (Maximum 9,7 Jahre) beobachtet. Wie viele Teleskopprothesen nach einer bestimmten Beobachtungsdauer nach deren Eingliederung noch unter Beobachtung standen, ist der Tabelle 5.1 zu entnehmen.

Tabelle 5.1: Anzahl der Teleskopprothesen unter Beobachtung

	1. Jahr	2. Jahr	3. Jahr	4. Jahr	5. Jahr	Nach 5 Jahren
Anzahl der Teleskopprothesen	527	481	437	386	331	151

Zusätzlich zur Berechnung der Überlebenszeit der Teleskopprothesen sowie der Pfeilerzähne wurde der Einfluss möglicher Faktoren („Patientengeschlecht", „Patientenalter", „Prothesenlokalisation", „Kennedy-Klasse des versorgten Kiefers", „Pfeileranzahl", „Vitalität der Pfeilerzähne", „Recallteilnahme") untersucht.

Um die zeitabhängigen Veränderungen der Prothese darzustellen, wurden die Daten der Nachbehandlungsmaßnahmen für eine bessere Übersicht in Zeitintervalle eingeteilt. Für jedes Zeitintervall wurden die durchschnittlichen Nachbehandlungsmaßnahmen für jede unter Beobachtung stehende Prothese und die sich daraus ergebenen Kosten berechnet. Dazu wurden die errechneten Mittelwerte der Nachbehandlungsmaßnahmen für jedes Zeitintervall mit den Kostenangaben der jeweiligen Reparatur bzw. Nachbehandlungsmaßnahme multipliziert.

Die Berechnung der Instandhaltungskosten beruht auf den seit dem 01.01.2005 gültigen Preisangaben (€) für gesetzlich krankenversicherte Patienten (GKV) (Tab. 5.2). Die Beträge für das zahnärztliche Honorar stammen aus dem „Einheitlichen Bewertungsmaßstab für zahnärztliche Leistungen gemäß § 87 Absatz 2 und 2d SGB V" in der ab dem 01.01.2004 gültigen Fassung. Die zahntechnischen Leistungen orientieren sich am Leistungsverzeichnis (Bel II) der zahntechnischen Leistungen im Rahmen der vertragszahnärztlichen Versorgungen.

Tabelle 5.2: Berechnungsgrundlage für die Instandhaltungskosten (€)

Nachbehandlungsmaßnahmen	
Druckstellenentfernung	9,00 €
Verblendungsreparatur	150,00 €
Kunststoffbasisreparatur	70,00 €
Metallbasisreparatur	100,00 €
Zahnneubefestigung	65,00 €
Zahnneuaufstellung	65,00 €
Prothesenerweiterung	75,00 €
Rezementation	20,00 €
Friktionsverminderung	In der Regel kostenfrei
Friktionserhöhung	42,00 €
Neuanfertigung Primärkrone	300,00 €
Neuanfertigung Gerüst	300,00 €
Reparatur Primärkrone	100,00 €
Reparatur Gerüst	100,00 €
Unterfütterung	150,00 €
weichbleibende Unterfütterung	150,00 €
provisorische Unterfütterung	150,00 €
Pfeilerbehandlungen	
Extraktion eines Zahnes	9,00 € - 15,00 € - 36,00 € oder mehr
Wurzelkanalbehandlung eines Zahnes	27,00 € je Wurzelkanal
Stiftanfertigung für einen Pfeilerzahn	56,00 € zzgl. Stiftkosten
Nachfolgende Versorgungen	
Totalprothese	ca. 570,00 €
Teleskopprothese	ca. 570,00 € zzgl. 600,00 € für jede Teleskopkrone
Immediatversorgung	ca. 500,00 €

5.3 Ergebnisse

5.3.1 Überlebenszeiten Teleskopprothesen

Während der Beobachtungsdauer musste in 26 Fällen (4,7%) eine Neuversorgung vorgenommen werden. In 15 Fällen konnte dabei erneut eine Teleskopprothese angefertigt werden, wohingegen in den übrigen elf Fällen eine Totalprothese notwendig wurde. Nach fünf Jahren waren noch 92,7% aller ursprünglichen Teleskopprothesen als solche in situ (Abb. 5.2). Die mittlere Überlebenszeit betrug 9,0 ± 0,3 Jahre (95%-Konfidenzintervall: 8,4-9,6 Jahre). Abbildung 5.3 gibt graphisch das Verlustrisiko der Teleskopprothesen wider. Danach ist in der Hazard-Funktion erkennbar, dass mit zunehmender Haltbarkeitsdauer das Risiko des Funktionsverlustes ansteigt. Dabei erfolgt eine Verluststeigerung zwischen dem zweiten und sechsten Jahr mit daran anschließender deutlicher Erhöhung des Verlustrisikos.

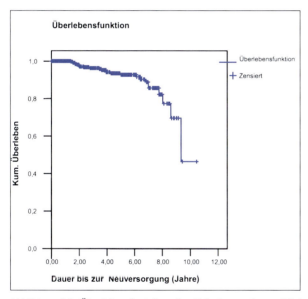

Abbildung 5.2: Überlebensfunktion aller Teleskopprothesen (Zielereignis: Neuversorgung), n = 554, Kaplan-Meier

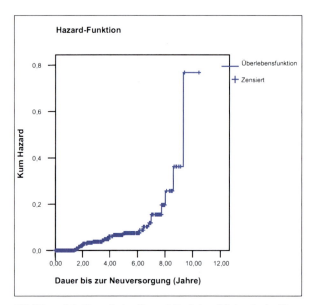

Abbildung 5.3: Kumulative Hazard-Funktion (Zielereignis: Neuversorgung), n = 554

Einen signifikanten Einfluss auf die Überlebenswahrscheinlichkeit der Prothesen hatte die „Pfeileranzahl" (Tab. 5.3). So lag die 5-Jahres-Überlebenswahrscheinlichkeit bei Teleskopprothesen mit einem Pfeilerzahn (n = 30) bei 64% im Vergleich zu 90,6% (zwei Pfeilerzähne, n = 169), 93,1% (drei Pfeilerzähne, n = 160) und 98,1% (vier Pfeilerzähne, n = 106). Prothesen mit mehr als vier Pfeilerzähnen (n = 89) benötigten innerhalb des Beobachtungszeitraumes keine Neuversorgung.

Ebenfalls signifikant wirkte sich die „Teilnahme an einem Nachsorgeprogramm" auf die Überlebenswahrscheinlichkeit der Prothesen aus. 57% der Patienten erschienen mindestens einmal zu einem Recall- bzw. Kontrolltermin. Die 5-Jahres-Überlebenswahrscheinlichkeit von Prothesen (n = 238) bei Patienten, die nicht zu einer regelmäßigen Nachsorge kamen, war mit 72,1% signifikant geringer (p < 0,001) als die 5-Jahres-Überlebensrate von 97,1% bei Teleskopprothesen (n = 316) von Patienten, die am Recall teilnahmen (Abb. 5.4).

Die Variablen „Patientengeschlecht", „Patientenalter", „Prothesenlokalisation" und „Kennedy-Klasse des versorgten Kiefers" zeigten im Gruppenvergleich keinen signifikanten Einfluss (p > 0,05) auf die Verweildauer der Teleskopprothesen.

Tabelle 5.3: Signifikanzniveau der Überlebenswahrscheinlichkeiten zwischen Teleskopprothesen mit differenzierter „Pfeileranzahl"

Prothesen mit entsprechender Pfeileranzahl	Log-Rank-Test Signifikanzniveau (p)	Breslow-Test Signifikanzniveau (p)
1 und 2	---	0,0024
1 und 3	0,0015	0,0000
1 und 4	0,0011	0,0003
1 und 5	0,0020	0,0029
1 und 6	0,0140	0,0174
2 und 3	---	0,0464
2 und 5	0,0417	---

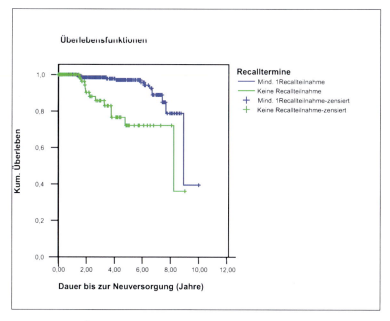

Abbildung 5.4: Überlebensfunktion aller Teleskopprothesen (Zielereignis: Neuversorgung), n = 554, Kaplan-Meier, differenziert nach „Recallteilnahme"

5.3.2 Überlebenszeiten Pfeilerzähne

66 (3,8%) der 1758 Pfeilerzähne mussten bei 53 Teleskopprothesen (9,6%) extrahiert werden. Die 5-Jahres- bzw. 8-Jahres-Überlebensrate der Pfeilerzähne betrug 93,9% bzw. 84,5% (Abb. 5.5). Die errechnete mittlere Überlebenszeit betrug 9,5 ± 0,1 Jahre (95%-Konfidenzintervall: 9,3-9,8 Jahre).

Die Hauptgründe für die Extraktionen waren Zahnfrakturen (47%) ohne Erhaltungschancen sowie Parodontopathien (28,8%). Weitere Extraktionsgründe (Tab. 5.4) kamen vergleichsweise selten vor.

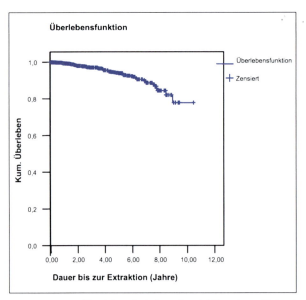

Abbildung 5.5: Überlebensfunktion aller Pfeilerzähne (Zielereignis: Extraktion), n = 1758, Kaplan-Meier

Tabelle 5.4: Art und Anzahl der Extraktionsgründe

Grund für die Pfeilerextraktion	Summe	Prozent (%)
Fraktur	31	47,0
PA	19	28,8
Karies	4	6,1
Selbstextraktion	3	4,6
Alio loco	2	3,0
Tumor OP	2	3,0
Via falsa	2	3,0
Fistel	1	1,5
Keine Dokumentation	2	3,0
Extraktion	**66**	**100**

Männer verloren ihre Pfeilerzähne (n = 856 Zähne) signifikant früher (p < 0,05) als Frauen (n
= 902 Zähne). Die 5-Jahres- bzw. 8-Jahres-Überlebensrate der Pfeilerzähne betrug bei
Männern 92,2% bzw. 81,6%, bei Frauen hingegen 95,6% bzw. 87,2% (Abb. 5.6).

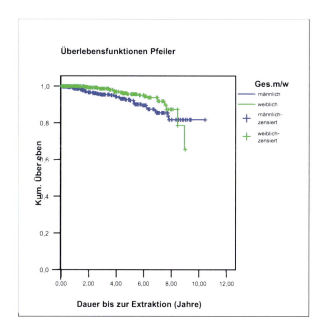

Abbildung   5.6:   Überlebensfunktion   aller   Pfeilerzähne   in   Abhängigkeit   vom
„Patientengeschlecht" (Zielereignis: Extraktion), n = 1758, Kaplan-Meier

Bei den Faktoren „Vitalitätszustand" und „Teilnahme am Nachsorgeprogramm" konnten
ebenfalls messbare Unterschiede festgestellt werden. So zeigten vitale Pfeilerzähne (n = 1524)
gegenüber Zähnen, die mit einem Stiftsystem (n = 226) versorgt worden waren, höchst
signifikant längere Überlebenszeiten (p < 0,0001). Vitale Pfeilerzähne wiesen eine 5- und 8-
Jahres-Überlebenswahrscheinlichkeit von 96,2% bzw. 87,0% auf. Die analogen Werte für
Pfeiler mit inserierten Stiften betrugen nur 78,4% bzw. 67,5% (Abb. 5.7).

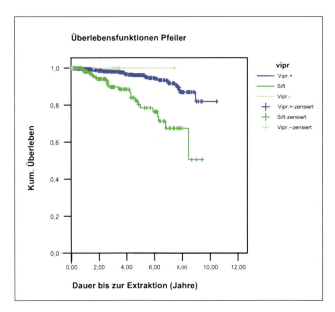

Abbildung 5.7: Überlebensfunktion aller Pfeilerzähne in Abhängigkeit vom „Vitalitätszustand der Pfeilerzähne" (Zielereignis: Extraktion), n = 1758, Kaplan-Meier

Pfeilerzähne (n = 753) von Patienten, die nicht am Recallprogramm teilnahmen, wurden signifikant (p < 0,001) früher extrahiert als die Pfeilerzähne, die unter regelmäßiger Kontrolle standen (n = 1005). Im Fall mindestens einer Recallteilnahme des Patienten waren nach fünf Jahren noch 94,9% und nach acht Jahren 89,0% der Pfeiler in situ. In der Gruppe der unkontrollierten Pfeiler waren nach fünf Jahren 88,1% und nach acht Jahren nur noch 53,9% der Pfeilerzähne in situ (Abb. 5.8).

Die „Anzahl der Pfeilerzähne" hatte keinen signifikanten Einfluss (p > 0,05) auf die Überlebenswahrscheinlichkeit der Pfeilerzähne. Gleichwohl ist eine tendenziell höhere Überlebenswahrscheinlichkeit der Pfeilerzähne bei Prothesen mit einer höheren Pfeileranzahl zu erkennen als bei Teleskopprothesen mit weniger Pfeilern (Tab. 5.5).

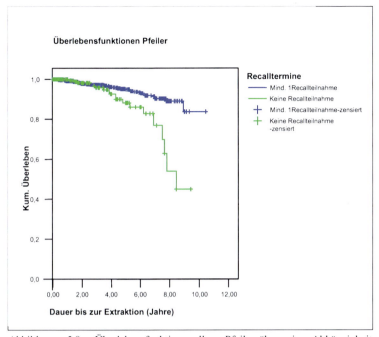

Abbildung 5.8: Überlebensfunktion aller Pfeilerzähne in Abhängigkeit von der „Recallteilnahme" (Zielereignis: Extraktion), n = 1758, Kaplan-Meier

Tabelle 5.5: Überlebenswahrscheinlichkeit (ÜW) der Pfeilerzähne von Teleskopprothesen mit unterschiedlicher „Pfeileranzahl"

Anzahl der Prothesen	Anzahl der Pfeiler pro Prothese	1. Extraktion (in Jahren)	90%-ige ÜW (in Jahren)	5 Jahres-ÜW (%)	8 Jahres-ÜW (%)	Mittelwert (in Jahren)
30	1	1,41	1,47	64,71	64,71	7,6
169	2	1,03	5,26	92,71	63,21	8,22
160	3	0,2	7,64	93,88	88,87	8,92
106	4	0,34	5,58	92,23	84,64	8,14
55	5	4,07	8,45	98,67	90,19	8,44
29	6	0,77	8,94	97,79	97,79	8,85
3	7	-	-	-	-	-
2	8	1,95	1,95	-	-	2,54

Die Variablen „Patientenalter", „Prothesenlokalisation" sowie „Kennedy-Klasse des versorgten Kiefers" zeigten ebenfalls keinen signifikanten Einfluss (p > 0,05) auf die Überlebensdauer der Pfeilerzähne.

5.3.3 Cox-Regression

Bei der multifaktoriellen Analyse mittels Cox-Regression zeigten analog zur logistischen Regression die Variablen „Patientengeschlecht", „Patientenalter", „Prothesenlokalisation" und „Kennedy-Klasse des versorgten Kiefers" keinen signifikanten Einfluss (p > 0,05) auf die Verweildauer der Teleskopprothesen. Nur die Variablen „Recallteilnahme" und „Pfeileranzahl" erwiesen sich in diesem Modell als signifikante Risikofaktoren (Tab. 5.6). Das Risiko für eine unter regelmäßiger Kontrolle stehender Teleskopprothese ihre Funktion zu verlieren war 5,4-fach geringer als bei Prothesen ohne Nachsorge. Ebenso reduzierte jeder zusätzliche Pfeilerzahn das Funktionsverlustrisiko.

Tabelle 5.6: Ergebnisse der Cox-Regression

Parameter	p-Wert	Koeffizient	Standard-Fehler	Hazard Ratio
Patientengeschlecht	0,86	-	-	-
Patientenalter	0,25	-	-	-
Prothesenlokalisation	0,30	-	-	-
Kennedy-Klasse	0,82	-	-	-
Pfeileranzahl	< 0,001	-0,94 (pro Zahn)	0,24	0,391
Recallteilnahme	< 0,001	-1,68	0,40	0,186

5.3.4 Nachsorgeaufwand

An 413 der 554 Teleskopprothesen wurde mindestens eine Wiederherstellungsmaßnahme durchgeführt. Das entsprach einem Anteil von 74,5%. Im Mittel war die erste Maßnahme nach 1,2 ± 0,1 Jahren (95%-Konfidenzintervall: 1,0-1,4 Jahre) notwendig (Abb. 5.9).

Insgesamt wurden in dem vorgegebenen Untersuchungszeitraum 2182 unterschiedliche Nachbehandlungsmaßnahmen (Maximum: 55; Mittelwert: 3,9; Median: 2,0) dokumentiert. Art und Anteil der Nachbehandlungsmaßnahmen sind, nach ihrer relativen Häufigkeit sortiert, in Tabelle 5.7 dargestellt. Hierin ist ersichtlich, dass an den Kunststoffanteilen der Prothesen (Verblendungsreparatur: 22%, Wiederbefestigung bzw. Neuaufstellung von Prothesenzähnen: 7 bzw. 3%, Kunststoffbasisreparatur: 2%) häufiger technische Komplikationen auftraten als an den Metallteilen (Friktionsverbesserung: 2%, Neuanfertigung/Instandsetzung Primärkrone oder Gerüst: 2%, Metallbasisreparatur: 1%). Diese nahmen auch an der Gesamtzahl aller Nachbehandlungsmaßnahmen den geringsten Anteil ein. Maßnahmen mit biologischem Charakter (Druckstellenentfernung: 26%, Unterfütterung: 16%, Pfeilerbehandlung: 6%) lagen eher wieder in der oberen Hälfte der Nachbehandlungshäufigkeiten.

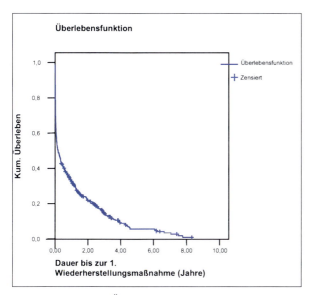

Abbildung 5.9: Überlebensfunktion aller Teleskopprothesen bis zur 1. Wiederherstellungsmaßnahme, n = 554, Kaplan-Meier

Tabelle 5.7: Art und Anteil der Nachbehandlungsmaßnahmen

	Anzahl der Nachbehand-lungsmaßn. insgesamt	rel. Häufigkeit [%]	Prothesen-anzahl insgesamt	rel. Häufigkeit [%]
Druckstellenentfernung	556	26	210	38
Verblendungsreparatur	467	22	149	27
Unterfütterung	347	16	193	35
Rezementation	216	10	114	21
Zahnbefestigung	146	7	61	11
Pfeilerbehandlung	134	6	88	16
Zahnneuaufstellung	75	3	63	11,4
Erweiterung	71	3	55	10
Kunststoffbasisreparatur	54	2	41	7,4
Friktionsverbesserung	48	2	41	7,4
Neuanfertigung/Instandsetzung Primärkrone o. Gerüst	48	2	39	7
Metallbasisreparatur	20	1	14	2,5
Gesamtanzahl der Wiederherstellungen	2182	100		

Innerhalb des ersten Jahres nach Eingliederung der Teleskopprothese war mit den höchsten Instandhaltungskosten von ca. 134 € zu rechnen. In den weiteren Jahren sank dieser Wert auf durchschnittlich 52 € pro Jahr. Der hohe Wert nach dem fünften Funktionsjahr (180 €) ist allein auf das breite Beobachtungsintervall zurückzuführen (Tab. 5.8). Insgesamt entstanden Folgekosten von knapp 521 €.

Tabelle 5.8: Durchschnittliche Anzahl der Nachbehandlungsmaßnahmen pro Prothese und Zeitintervall (*die Kostenermittlung erfolgte gemäß den Angaben in Tabelle 5.2)

Mittelwert / Nachsorge-Maßnahmen (NSM)	Innerhalb des 1. Jahres	Zwischen dem 1.u.2. Jahr	Zwischen dem 2.u.3. Jahr	Zwischen dem 3.u.4. Jahr	Zwischen dem 4.u.5. Jahr	Nach dem 5. Jahr	Gesamt (Mittelwert NSM)	Gesamtkosten (in €) *
Druckstellenentfernung	0,63	0,119	0,128	0,031	0,13	0,371	1,409	12,68
Verblendungsreparatur	0,264	0,127	0,153	0,163	0,145	0,589	1,441	216,15
Kunststoffbasisreparatur	0,028	0,029	0,014	0,023	0,006	0,053	0,153	10,71
Metallbasisreparatur	0,011	0,0021	0,009	0	0	0,0596	0,0817	8,17
Zahnneubefestigung	0,061	0,073	0,05	0,031	0,042	0,205	0,462	30,03
Zahnneuaufstellung	0,053	0,0395	0,009	0,01	0,033	0,0596	0,2041	13,27
Prothesenerweiterung	0,025	0,029	0,016	0,021	0,03	0,126	0,247	18,53
Rezementation	0,184	0,0998	0,062	0,034	0,033	0,132	0,5448	10,9
Friktionsverminderung	0,004	0	0	0	0	0	0,004	0
Friktionserhöhung	0,055	0,0083	0,014	0,013	0,006	0	0,0963	4,05
Neuanfertigung Primärkrone	0,008	0,006	0,007	0,01	0,009	0,05	0,09	27
Neuanfertigung Gerüst	0,0057	0	0	0	0	0	0,0057	1,71
Reparatur Primärkrone	0,006	0	0	0,0023	0	0,0066	0,0149	1,49
Reparatur Gerüst	0,008	0,015	0,005	0	0	0,02	0,048	4,8
Unterfütterung	0,194	0,148	0,101	0,106	0,133	0,298	0,98	147
Extraktion eines Zahnes	0,015	0,029	0,016	0,021	0,024	0,139	0,244	8,78
Wurzelkanalbehandlung	0,019	0,017	0,018	0,01	0,015	0,033	0,112	3,02
Stiftinsertion	0,011	0,006	0,011	0,0052	0	0	0,0332	1,86
Stiftneuinsertion	0,006	0,002	0	0,0052	0	0	0,0132	0,74
Gesamt (Mittelwert NSM)	1,5877	0,7497	0,613	0,4857	0,606	2,1418	6,1839	/
Gesamtkosten (in €) *	133,74	63,15	51,63	40,91	51,05	180,41	/	520,89

5.4 Diskussion

Die in der vorliegenden Beobachtungsstudie errechneten Werte für die Überlebenswahrscheinlichkeiten der Teleskopprothesen sowie der Pfeilerzähne entsprechen weitgehend den Angaben in der Literatur. [25, 26, 34, 44, 69, 90, 96, 97, 107, 127, 129, 135, 150-152, 161, 165, 168, 212, 219, 265, 267, 280, 281, 307, 324, 344, 375, 376, 385-387, 405, 409, 420, 424, 425, 427, 435]

Die ermittelte Extraktionsrate von 3,8% liegt im unteren Bereich der in anderen Studien angegebenen Werte, welche zwischen 3,3% und 14% lagen. [34, 69, 90, 97, 127, 150-152, 165, 168, 267, 280, 281, 307, 344, 375, 376, 385-387 424, 425, 427] Insgesamt ist die Extraktionsrate von Teleskopzähnen als gering zu bewerten und dies vor allem auch vor dem Hintergrund, dass bei Teleskopprothesen auch Pfeilerzähne mit einem reduziertem Parodontium bzw. unsicherer Prognose in die Konstruktionen mit einbezogen werden können,[427] da sie sich nach einer notwendigen Zahnextraktion leicht erweitern lassen.[425] So gibt es bisher auch keinen Hinweis darauf, dass die Inkorporation einer Teleskopprothese zu einem frühzeitigen Pfeilerverlust führt.[129, 150]

Mehrere Studien untersuchten ebenfalls den Einfluss der „Pfeileranzahl" pro Prothese auf die Überlebenswahrscheinlichkeit der Teleskopprothesen bzw. der Pfeilerzähne.[90, 97, 152, 165, 168, 265, 376, 385-387, 405, 409, 424, 425] Mit Ausnahme von *Wenz* und Mitarbeitern,[424, 425] *Dittmann et. al*[90] und *Stark* und *Schrenker*[375] sowie *Stober et. al*[376] beschrieben alle Autoren eine positive Korrelation zwischen der „Pfeileranzahl" und der Funktionsperiode der Pfeilerzähne, entsprechend dessen, wie sie auch in dem hier diskutierten Patientengut tendenziell aufgefunden wurde.

Zum Einfluss des „Geschlechts der Patienten" auf die Überlebenswahrscheinlichkeit der Pfeilerzähne liegen kontroverse Ergebnisse vor. *Szentpétery et. al*[386, 387] stellten ebenfalls wie in der vorliegenden Studie geringere Überlebenszeiten der Pfeilerzähne bei männlichen Patienten fest. Im Gegensatz dazu beschrieben *Stark* und *Schrenker*[375] bei Frauen eine höhere Rate an Parodontopathien und Lockerungen der Pfeilerzähne als bei Männern. In den Studien von *Eisenburger* und Mitarbeiter,[97] *Mock et al.*[265] und *Piwowarczyk et. al*[307] fand sich hingegen kein geschlechtsspezifischer Einfluss.

Ein ähnliches Bild zeichnet sich für den Einfluss der „Lokalisation" auf die Verweildauer der Pfeilerzähne ab. Während *Nickenig* und *Kerschbaum*[281] sowie *Piwowarczyk et. al*[307] eine höhere Verlustrate für Pfeilerzähne im Oberkiefer beschrieben, konnte in der vorliegenden Studie analog zu den Ergebnissen von *Heners* und *Walther*[150, 151] sowie *Wagner* und *Kern*[405] kein signifikanter Einfluss der Variable „Lokalisation" auf die Überlebensdauer der Pfeilerzähne festgestellt werden.

Die signifikant kürzeren Überlebenszeiten der mit Stiftaufbauten versorgten Teleskopzähne gegenüber vitalen Pfeilern geben im Zusammenhang mit den Ergebnissen anderer Studien[90, 127, 212, 267, 324, 376, 386, 387, 409] Anlass dazu, die Verwendung von devitalen Pfeilerzähnen in Teleskopprothesen kritisch zu betrachten. Die Einbeziehung solcher Risikozähne in die Gesamtkonstruktion erfordert auf jeden Fall eine sorgfältige Risiko-Nutzen-Abwägung.

Überdies konnte ein Zusammenhang zwischen der Überlebenszeit und der „Teilnahme an einem regelmäßigen Nachsorgeprogramm" aufgezeigt werden. Bei regelmäßiger Kontrolle können notwendige Nachsorgemaßnahmen erkannt und veranlasst werden, bevor es zu größeren Schäden an der Konstruktion oder an den Pfeilerzähnen kommen kann.[97] So werden z.B. Inkongruenzen zwischen den Prothesensätteln und der Schleimhaut vom Patienten oft nicht bemerkt und erst bei einer zahnärztlichen Kontrolle diagnostiziert.[97, 405] Prothesen mit einem solchen fehlendem Kontakt zwischen Prothesensätteln und Schleimhaut bei in Sollposition befindlichen Attachments (= fehlendem Belastungsausgleich) stellen ein hohes Risiko für die Pfeilerzähne dar, da dadurch eine größere Auslenkung der Pfeiler provoziert wird[34] und in der Folge Zahnlockerungen oder sogar Frakturen auftreten können.[115] Somit stellt die kontinuierliche Nachsorge[34, 69, 96, 212, 265, 405, 427] neben der primären Ausführungsqualität[116, 165] ein weiteres erfolgsentscheidendes Kriterium für die Überlebenszeit von Teleskopprothesen und den darin integrierten Pfeilerzähnen dar.

Etwa ¾ der hier untersuchten Teleskopprothesen bedurften einer mehr oder weniger aufwendigen Nachbehandlung. Dies ist teilweise deutlich mehr, als der ermittelte Nachsorgebedarf in anderen Studien, welche einen Anteil von 13% bis 63% verzeichneten.[25, 96, 161, 168, 265, 344, 375, 376, 405, 427] Der Unterschied könnte darauf beruhen, dass in den meisten Studien nur ausgewählte technische oder biologische Mängel berücksichtigt wurden. Im Gegensatz dazu berücksichtigte die vorgestellte Arbeit alle Nachbehandlungsmaßnahmen inklusive Druckstellenentfernungen, welche mit 26% den größten Anteil der Maßnahmen darstellten. Betrachtet man indes die Entfernung von Druckstellen sowie die Unterfütterungen als reine Nachsorgemaßnahmen zur Aufrechterhaltung der Prothesenfunktion und nicht als Mängel, so überwiegten die technischen Komplikationen in der Funktionsperiode der Teleskopprothesen. An erster Stelle stand dabei das Abplatzen der Verblendungen, welche grundsätzlich einen besonderen Schwachpunkt der Teleskopprothese darzustellen scheinen.[25, 161, 168, 376, 435] Ein für den langfristigen Erfolg der Verblendungen entscheidender Faktor ist hierbei vermutlich vor allem die korrekte Verarbeitung der jeweiligen Materialien gemäß Herstellerangaben, was die Ergebnisse von *Pfeiffer* und *Kerschbaum*[306] eindringlich zeigen.

Bei der Verwendung desselben Verbundsystems in unterschiedlichen Dentallaboren konnten die Autoren eine weite Streubreite der resultierenden Zugfestigkeitswerte feststellen. Besonders häufige Nachbehandlungsmaßnahmen führten in der vorliegenden Untersuchung allerdings nicht zwangsläufig auch zu hohen Kosten. So wurden im ersten Funktionsjahr sehr oft Druckstellen entfernt, was nur geringe Kosten verursachte. Die höchsten Kosten entstanden durch Verblendungsreparaturen, die über ein Drittel (216 €) der Gesamtfolgekosten (521 €) verursachten. Dabei war innerhalb des ersten Jahres nach Eingliederung einer Teleskopprothese mit Instandhaltungskosten von ca. 134 € und in den weiteren Jahren mit Kosten von durchschnittlich 52 € pro Jahr zu rechnen. *Hofmann* und Mitarbeiter[161] ermittelten ebenfalls die Folgekosten der Versorgung mit Teilprothesen. Interessanterweise beschrieben sie für klammerverankerte Prothesen höhere Nachsorgekosten (mehr als 172 Euro) als für Teleskopersatz (weniger als 80 Euro). Jedoch bleibt offen, auf welcher Basis die Kostenkalkulation erfolgte. Nach *Wenz et. al*[125] sind die initial hohen Kosten für eine Teleskopprothese berechtigt, da bei dem Verlust eines Zahnes die Prothese leicht zu erweitern und der neuen Situation anzupassen ist, während Kronen und Brücken mit dem Verlust einer ihrer Pfeiler ihre Funktion verlieren. Durch die leichte Anpassung und Modifikation der Teleskopprothese entstehen dadurch geringere Folgekosten.

6 Klinische Bewährung von klammerverankerten Einstückgussprothesen

6.1 Einleitung

Laut der Vierten Deutschen Mundgesundheitsstudie (DMS IV) tragen 28,1 % aller Senioren (65-74 Jahre) mindestens eine Teilprothese, von denen im Oberkiefer 14,9% und im Unterkiefer sogar 20,1% klammerverankerte Einstückgussprothesen sind.[262] Gegenwärtig stellt die klammerverankerte Einstückguss- bzw. Modellgussprothese die einfachste und kostengünstigste Möglichkeit[3, 257, 344, 405, 418] des permanenten, partiellen Zahnersatzes dar.[27, 203] In vielen Veröffentlichungen zu diesem Partialersatz wird immer wieder auf die Bedeutung einer hygienefreundlichen Ausführung der Konstruktion hingewiesen,[3, 27, 52, 53, 62, 65, 89, 98, 241, 242, 296, 315, 340, 444, 455, 456] um die Erhaltung der Gesundheit der Zähne und Parodontien zu erreichen.

Ziel der folgenden Studie war es, an einem Patientenkollektiv die Überlebenswahrscheinlichkeit von klammerverankerten Einstückgussprothesen zu untersuchen und dabei mögliche Einflussfaktoren zu identifizieren. Des Weiteren sollte analysiert werden, ob die Einstückgussprothesen in dieser Studie, welche alle ein hygienefähiges Design[296] erhielten, eine längere Überlebensdauer aufweisen als Prothesen aus vergleichbaren Studien.

6.2 Material und Methode

Die Beobachtungsstudie stützt sich ausschließlich auf Daten von Patienten, die im Untersuchungszeitraum von 1997 bis 2008 mit klammerverankerten Einstückgussprothesen versorgt wurden. Die Behandlung der Patienten erfolgte nach einem standardisierten Verfahren unter Einhaltung der von *Öwall et al.*[296] zusammenfassend beschriebenen Empfehlungen für eine hygienefähige Gerüstgestaltung. Dabei wurde speziell darauf geachtet, das Prothesendesign so einfach wie möglich zu gestalten, um eventuellen, durch die Befestigungselemente und Verbinder verursachten, Schäden am Restgebiss und Prothesenlager vorzubeugen.[52, 171, 172, 241, 242, 296, 340, 444]

Insgesamt konnten 60 Patienten mit 75 klammerverankerten Einstückgussprothesen identifiziert werden. Davon wurden acht Patienten mit zehn Prothesen aufgrund inkonsistenter

Daten (fehlende Nachbeobachtungszeiten) ausgeschlossen, so dass schlussendlich 52 (24 weiblich, 28 männlich) Patienten mit 65 klammerverankerten Einstückgussprothesen (Abb. 6.1), welche an insgesamt 207 Pfeilerzähnen (160 natürliche Zähne und 47 überkronte Zähne bzw. 180 vitale und 27 endodontisch behandelte Zähne) befestigt waren, in die Studie einbezogen wurden.

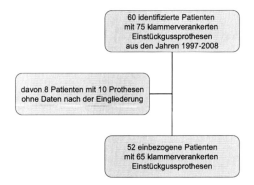

Abbildung 6.1: Suchstrategie für die Studienpopulation mit klammerverankerten Einstückgussprothesen

47 Prothesen wurden im Unterkiefer und 18 Prothesen im Oberkiefer eingegliedert.

In 35 Fällen lag ein Restgebiss der Kennedy-Klasse I vor, in 21 Fällen ein Gebiss der Kennedy-Klasse II und neun Mal eine Kennedy-Klasse III. Eine Restgebisskonfiguration der Kennedy-Klasse IV war nicht vorhanden.

50-mal befand sich im Gegenkiefer herausnehmbarer Zahnersatz und 15-mal festsitzender bzw. kein Zahnersatz.

Die Patienten waren zum Zeitpunkt der Protheseneingliederung im Durchschnitt 59,1 ± 16,2 Jahre (Minimum 21,4 Jahre, Maximum 86,5 Jahre) alt.

Die mittlere Beobachtungsdauer betrug 3,11 ± 0,29 Jahre (Maximum 10 Jahre). Die Anzahl der Prothesen unter Beobachtung ist in Tabelle 6.1 aufgeführt. Jede Prothese wurde als unabhängiger Patientenfall betrachtet.[213]

Tabelle 6.1: Anzahl der Konstruktionen unter Beobachtung

	1. Jahr	2. Jahr	3. Jahr	4. Jahr	5. Jahr	Nach 5 Jahren
Anzahl d. klammerverankerten Einstückgussprothesen	65	49	38	25	18	15

Als mögliche Einflussfaktoren auf die Überlebensdauer wurden die Variablen „Alter sowie Geschlecht des Patienten", die „Lokalisation der Prothese", die „Anzahl der einbezogenen Pfeilerzähne", die jeweils „vorliegende Kennedy-Klasse", die „Art der Gegenkieferbezahnung" und die „regelmäßige Teilnahme am Nachsorgeprogramm" untersucht. 31 Patienten (59,6%) mit 35 klammerverankerten Einstückgussprothesen (53,8%) zeigten kein Interesse an der Teilnahme in dem Nachsorgeprogramm.

6.3 Ergebnisse

6.3.1 Überlebenszeiten

Während der Beobachtungszeit wurden sieben Einstückgussprothesen (9,3%) aufgrund von Pfeilerzahnverlusten funktionsuntüchtig. Die 5-Jahres-Überlebenswahrscheinlichkeit lag bei 90% und nach 6,5 Jahren waren noch 77% der Prothesen funktionstüchtig (Abb. 6.2). Die durchschnittliche Überlebenszeit betrug $8,1 \pm 0,7$ Jahre (95%-Konfidenzintervall: 6,8-9,4 Jahre). Abbildung 6.3 stellt das Verlustrisiko der beobachteten Einstückgussprothesen graphisch dar. Dabei ist ein Anstieg des Verlustrisikos ab dem vierten Jahr erkennbar.

Insgesamt mussten zwölf Pfeilerzähne (5,8%) extrahiert werden. Die Gründe lagen dabei jeweils zur Hälfte in kariöser Zerstörung der Zähne sowie in parodontalen Erkrankungen.

Von den untersuchten Variablen hatte nur die „Prothesenlokalisation" einen signifikanten ($p < 0,05$) Einfluss auf die Überlebenszeit des Ersatzes. Einstückgussprothesen im Unterkiefer hatten mit einer mittleren Lebenszeit von $8,6 \pm 0,7$ Jahren (95%-Konfidenzintervall: 7,2-9,9 Jahre) im Gegensatz zu $6,0 \pm 0,6$ Jahren (95%-Konfidenzintervall: 4,8-7,2 Jahre) eine längere Verweildauer (Abb. 6.4).

Für die übrigen berücksichtigten Variablen „Alter und Geschlecht der Patienten", die „Anzahl der einbezogenen Pfeilerzähne", die jeweils „vorliegende Kennedy-Klasse", die „Art der Gegenkieferbezahnung" und die „regelmäßige Teilnahme am Nachsorgeprogramm" konnte bei der univariaten Analyse kein signifikanter Einfluss ($p > 0,05$) auf die Überlebensdauer der klammerverankerten Einstückgussprothesen nachgewiesen werden.

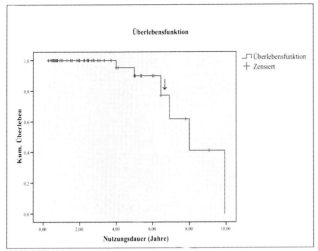

Abbildung 6.2: Überlebensfunktion aller Einstückgussprothesen (Zielereignis: Neuversorgung), n = 65, Kaplan-Meier (roter Pfeil: es befinden sich nur noch 5 verbleibende Fälle in der Analyse)

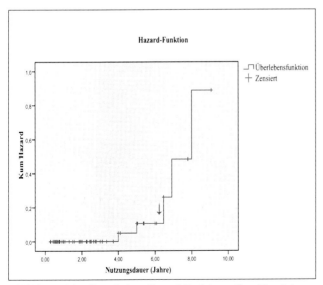

Abbildung 6.3: Kumulative Hazard-Funktion aller Einstückgussprothesen (Zielereignis: Neuversorgung), n = 65 (roter Pfeil: nur noch 5 verbleibende Fälle in der Analyse)

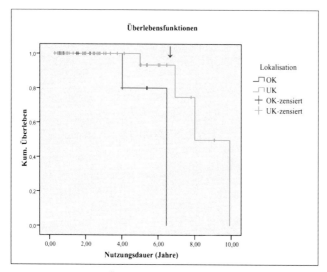

Abbildung 6.4: Überlebensfunktion aller Einstückgussprothesen (Zielereignis: Neuversorgung), n = 65, Kaplan-Meier, differenziert nach „Lokalisation der Versorgung" (roter Pfeil: es befinden sich nur noch 5 verbleibende Fälle in der Analyse)

6.3.2 Cox-Regression

Bei der multivariablen Analyse mit Hilfe des Cox-Modells konnte kein signifikanter Einfluss der erwähnten Faktoren (bei allen Variablen p > 0,05) auf die Überlebenszeit der klammerverankerten Einstückgussprothesen festgestellt werden.

6.3.3 Nachsorgeaufwand

Die mittlere Überlebenszeit bis zur ersten Nachsorgemaßnahme betrug 4,6 ± 0,6 Jahre (95%-Konfidenzintervall: 3,4-5,9 Jahre) (Abb. 6.5).

Dabei kam es bei 30 der untersuchten Einstückgussprothesen zu mindestens einer Nachsorgemaßnahme. Mehr als eine Maßnahme war bei 14 Prothesen notwendig; neunmal mussten zwei, viermal drei und einmal vier Maßnahmen durchgeführt werden. Die Hauptnachsorgegründe waren dabei Unterfütterungen (n = 23), Klammeraktivierungen (n = 9) und Klammerbrüche (n = 6) (Tab. 6.2).

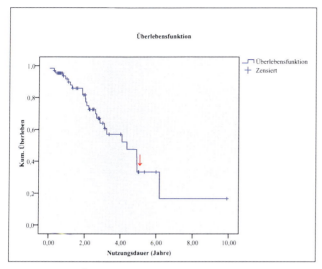

Abbildung 6.5: Überlebensfunktion aller Prothesen bis zur 1. Nachsorgemaßnahme, n = 65, Kaplan-Meier (roter Pfeil: es befinden sich nur noch 5 verbleibende Fälle in der Analyse)

Tabelle 6.2: Gründe für Nachsorgemaßnahmen (n = 50)

Gründe für Nachsorgemaßnahmen	Oberkiefer n (%)	Unterkiefer (n/%)
Unterfütterung	11 (22%)	12 (24%)
Klammeraktivierung	4 (8%)	5 (10%)
Klammerfraktur	2 (4%)	4 (8%)
Kunststoffbasisbruch	3 (6%)	3 (6%)
Erneuerung Prothesenzahn	2 (4%)	1 (2%)
Druckstelle	1 (2%)	2 (4%)
Anzahl insgesamt	23 (46%)	27 (54%)

6.4 Diskussion

Nach fünf Jahren wiesen die klammerverankerten Einstückgussprothesen der vorliegenden Beobachtungsstudie, die alle ein hygienefähiges Design[296] erhielten, mit 90% größtenteils höhere Überlebensraten auf, als Einstückgussprothesen in vergleichbaren Studien,[13, 55, 89, 193, 367, 398, 399, 401, 418, 433] wobei die Verwendung zeitbezogener Analysen in Form von *Kaplan-Meier*-Kurven oder Life-Table-Statistiken in den meisten dieser Studien[13, 89, 193, 367, 398, 399, 401, 418, 433] einen direkten Vergleich erlaubt. Lediglich in den Untersuchungen von *Behr et. al*[27] und *Studer et. al*[381] wurden mit 96,4% bzw. 98,1% 5-Jahres-Überlebensraten in ähnlicher

Größenordnung beschrieben. Dabei wurden die Konstruktionen in beiden Studien, welche ebenfalls an Universitäts-Zahnkliniken (Regensburg und Zürich) durchgeführt wurden, auch strikt nach auf die Hygienefähigkeit ausgerichteten Vorgaben ausgeführt. Somit scheint eine hygiene- und parodontalfreundliche Ausführungsqualität einen erheblichen Einfluss auf die klinische Bewährung von klammerverankerten Einstückgussprothesen auszuüben. Überdies liegt die ermittelte 5-Jahres-Überlebensrate von 90% durchaus auch in dem Bereich vergleichbarer prothetischer Medien. So weisen z.b. Teleskopprothesen 5-Jahres-Überlebensraten zwischen 69,5% und 95,1% auf. [212, 280, 281, 424, 435]

In der vorliegenden Studie konnte zwar kein Einfluss der „regelmäßigen Nachsorge" auf die Überlebenszeit festgestellt werden, jedoch wird von vielen Autoren[3, 27, 32, 33, 52, 53, 62, 65, 89, 98, 193, 204, 266, 315, 332, 398, 399, 401, 405, 418, 433, 456] immer wieder eine kontinuierliche Nachsorge verbunden mit einer adäquaten Mund- und Zahnersatzhygiene als zusätzlicher, besonders starker Erfolgsfaktor bei der Versorgung mit klammerverankerten Einstückgussprothesen angegeben. So sehen z.b. *Wagner* und *Kern*[405] einen entscheidenden Grund für die niedrige 10-Jahres-Überlebensrate von nur 33,3% aller ihrer beobachteten Einstückgussprothesen in dem Fehlen eines regelmäßigen Nachsorgeprogramms. Auf der anderen Seite ermittelten *Bergmann et al.*[33] bei Prothesen von Patienten, welche unter engmaschiger Kontrolle standen, eine Überlebenswahrscheinlichkeit von erstaunlichen 65% nach 25 Jahren.

Der in der vorliegenden Untersuchung aufgefundene Unterschied in der Überlebenszeit in Abhängigkeit von der „Lokalisation" der klammerverankerten Einstückgussprothesen muss aufgrund der unterschiedlichen Gruppengröße (18 Prothesen im OK und 47 Prothesen im UK) als klinisch nicht relevant angesehen werden, was auch durch vergleichbare Literaturquellen bestätigt wird.[27, 89, 204]

Ebenso stehen die Gründe für die Nachsorgemaßnahmen in guter Übereinstimmung mit Quellen aus der Literaturanalyse,[27, 32, 55, 89, 96, 137, 161, 398, 399] wobei die Anzahl der Klammerfrakturen in der vorliegenden Studie geringer ausfiel. Der Grund hierfür kann in einer regelrechten Vorbereitung bzw. Präparation des Restgebisses liegen, wodurch eine aufgrund unzureichender Präparation resultierende Fehldimensionierung von Klammern vermieden wurde.[27, 96]

So kann zu der hygiene- und parodontalfreundlichen Gestaltung der klammerverankerten Einstückgussprothesen und der regelmäßigen Nachsorge, die primär regelrechte Ausführungsqualität als Erfolgsfaktor für die klinische Bewährung dieser Form des partiellen herausnehmbaren Zahnersatzes gezählt werden.

Betrachtet man schlussendlich auch die Kosten-Nutzen- und Aufwand-Nutzen-Relation, so erlebt folgendes Statement von *Kerschbaum* aus dem Jahre 1983 ein Revival: „Man ist allzu leicht geneigt den Effekt des technischen Aufwandes zu über- und den des biologischen Faktors zu unterschätzen. Auch wenn die Vergleichbarkeit eingeschränkt ist, so kann von einer langfristigen Aufrechterhaltung oraler Strukturen aufgrund der technischen Konzeption nicht gesprochen werden. Nimmt man Einschränkungen in der Ästhetik und bei der Retention des Ersatzes in Kauf, so lassen sich etwa gleichwertige funktionelle Ergebnisse auch mit gussklammerverankertem Ersatz erzielen."[202] Gerade in der heutigen Zeit der ökonomisch angespannten Lage stellt somit die klammerverankerte Einstückgussprothese eine echte Alternative beim partiellen Zahnersatz dar.[434]

7 Klinische Bewährung von Kronen und Brücken

7.1 Einleitung

Eine prothetische Versorgung in Form von Kronen und Brücken auf natürlichen Zähnen kommt einer vom Patienten empfundenen Restitutio ad integrum am Nächsten.[203] Bei der Evaluierung der klinischen Bewährung dieser prothetischen Medien anhand der Überlebenszeit kommen hauptsächlich drei Gruppen von Studienformen zur Anwendung: Neben der alleinigen Analyse von Patientendokumentationen[59, 112, 118, 146, 205-207, 230, 252, 353, 371, 426] findet man in der zahnmedizinischen Literatur Studien, bei denen unter optimierten Bedingungen im Nachhinein versucht wurde, eine möglichst große Anzahl an Patienten mit der gleichen festsitzenden Konstruktionsart für eine Nachuntersuchung bzw. ein Nachinterview zu gewinnen.[29, 36, 51, 54, 64, 66, 67, 93, 103, 106, 108, 109, 121, 126, 130, 140, 145, 159, 160, 162, 169, 238, 239, 277, 294, 298, 299, 303, 326, 329, 355, 383, 393, 395, 411, 412-414, 453] Zusätzlich existieren vorzugsweise zu den vollkeramischen Kronen- und Brückenkonstruktionen klinische Studien, welche von vornherein prospektiv mit definierten Nachuntersuchungszeitpunkten angelegt wurden[36, 46, 94, 104, 110, 111, 119, 120, 125, 128, 136, 186, 210, 233, 250, 251, 255, 268, 284, 285, 322, 327, 341, 343, 345, 347, 357, 374, 389-391, 397, 407] bzw. Untersuchungen, die regelmäßige Nachkontrollen beinhalteten.[41, 78, 80, 81, 83, 122, 187, 236, 243, 245-247, 275, 276, 301, 316-318, 350, 366, 380, 382, 396, 404, 430, 431]

Im Gegensatz zu den genannten Studien stammen die Daten zu der folgenden Untersuchung einerseits von Patienten, die regelmäßig zu Nachkontrollen erschienen sowie andererseits von Patienten, die nach der Eingliederung des festsitzenden Zahnersatzes erst bei Problemen wieder vorstellig wurden. Diese gemischte Patientenpopulation entspricht somit am ehesten der klinischen Realität im Routinebetrieb und wurde bisher in dieser Größenordnung kaum so strukturiert dokumentiert. Um auch längere Verläufe abzubilden, wurden vereinzelt Daten von Patienten in das EDV-System nachgetragen, die vor Einführung der MZD erhoben wurden. Bedingung war, dass diese Patienten auch nach Einführung des Systems 2003/2004 weiterhin zu Untersuchungsterminen erschienen bzw. in Behandlung waren. Auch war es ein besonderes Anliegen der Beobachtungsstudie, an solch einem großen Untersuchungsgut wahrscheinliche modellierende Faktoren zu identifizieren.

7.2 Material und Methode

In der folgenden Longitudinalstudie wurden alle Patienten einbezogen, die mit auf natürlichen Zähnen verankertem festsitzendem Zahnersatz versorgt wurden. Hierbei konnten aus dem Zeitraum von 1978 bis 2011 insgesamt 1505 Konstruktionen identifiziert werden. Für 181 Restaurationen lagen aber nach Eingliederung keine weiteren Daten vor, so dass diese nicht in der Analyse berücksichtigt wurden. Schlussendlich konnten die Daten von 374 Patienten (192 weiblich, 182 männlich) mit insgesamt 1324 festsitzenden Konstruktionen bezüglich der Lebensdauer ausgewertet werden (Abb. 7.1).

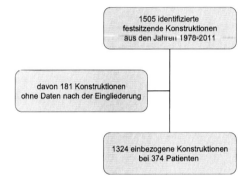

Abbildung 7.1: Suchstrategie für die Studienpopulation mit festsitzendem Zahnersatz auf natürlichen Zähnen

Die Konstruktionen unterteilten sich in 857 Einzelkronen, 11 Kronenblöcke und 456 Brückenversorgungen. Dabei wurde bei 972 Konstruktionen Edelmetall (618 Einzelkronen, 345 Brücken, 9 Kronenblöcke), bei 152 eine Nicht-Edelmetall-Legierung (90 Einzelkronen, 61 Brücken, 1 Kronenblock) und bei 200 ein vollkeramischer Werkstoff (149 Einzelkronen, 50 Brücken, 1 Kronenblock) verwendet.

Jede Konstruktion wurde als eigenständiger Fall betrachtet.[213]

Die Patienten waren bei Eingliederung des Zahnersatzes im Mittel 57,1 ± 11,7 Jahre (Minimum 18,8 Jahre, Maximum 86,8 Jahre) alt.

Die mittlere Beobachtungsdauer der Versorgungen betrug 7,1 ± 5,7 Jahre (Maximum 32,3 Jahre). Die Anzahl der festsitzenden Konstruktionen, die nach einer bestimmten Dauer nach deren Eingliederung noch unter Beobachtung standen, ist in der Tabelle 7.1 aufgeführt.

Tabelle 7.1: Anzahl der festsitzenden Konstruktionen unter Beobachtung

	1. Jahr	2. Jahr	3. Jahr	4. Jahr	5-10 Jahre	≥ 10 Jahre
Anzahl der Konstruktionen	908	733	613	518	430	100

Es wurde untersucht, ob die „Konstruktionsart", der „Werkstoff", die „Lokalisation" des Ersatzes, die „Recallteilnahme" oder die „Einbeziehung von mit Stiftaufbauten versehenen Pfeilerzähnen" einen Einfluss auf die Überlebenswahrscheinlichkeit der Versorgungen ausübten. Auch wurde der Einfluss der Variablen „Patientengeschlecht" oder „Vorhandensein von Belägen" auf die Überlebensdauer patientenbezogen analysiert.

7.3 Ergebnisse

7.3.1 Überlebenszeiten

Die Überlebensraten der Gesamtpopulation des festsitzenden Zahnersatzes waren für fünf Jahre 87,8%, für zehn Jahre 67,8%, für 15 Jahre 48,3% und für 20 Jahre 39,3% (Abb. 7.2). Die errechnete mittlere Überlebenszeit für die Gesamtpopulation betrug 16,1 ± 0,5 Jahre (95%-Konfidenzintervall: 15,1-17,2 Jahre).

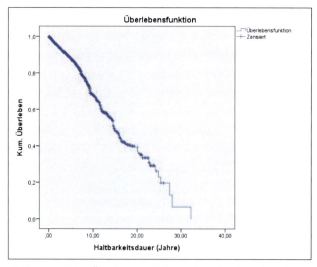

Abbildung 7.2: Überlebensfunktion aller festsitzenden Konstruktionen (Zielereignis: Neuversorgung), n = 1324, Kaplan-Meier

Die dazugehörige Hazard-Funktion zeigte eine stetige Zunahme des Verlustrisikos mit steigender Haltbarkeitsdauer (Abb. 7.3). Die Neuanfertigungsgründe sind in Tabelle 7.2 aufgeführt.

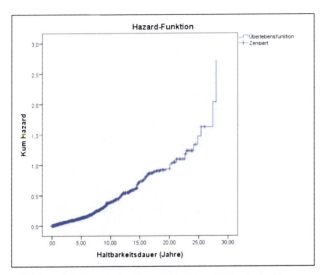

Abbildung 7.3: Kumulative Hazard-Funktion (Zielereignis: Neuversorgung), n = 1324

Tabelle 7.2: Neuversorgungsgründe

Neuversorgungsgründe	Anzahl
Biologische Ursachen	
Karies	77
Endodontische Komplikationen	26
Kronenfraktur	18
Schmerzen	9
PA-Probleme	8
Technische Ursachen	
Retentionsverlust	49
Randdefizite	43
Chipping	28
Gerüstfraktur	7
Sonstige Ursachen	
Extraktionen ohne Angabe	75
Umplanung/neuer Therapieplan	24
Anzahl insgesamt	364

Im Bezug auf die „Art der Konstruktion" fand sich in dem paarweisen Vergleich Einzelkrone-Brücke ein signifikanter Unterschied (p < 0,001), bei dem Brücken eine geringere Haltbarkeitsdauer aufwiesen (Abb. 7.4, Tab. 7.3 und Tab. 7.4).

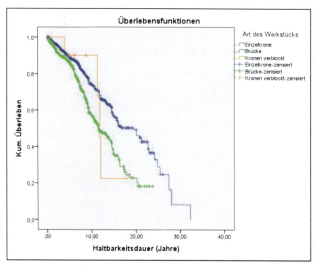

Abbildung 7.4: Überlebensfunktion der festsitzenden Konstruktionen differenziert nach der „Art der Konstruktion" (Zielereignis: Neuversorgung), n = 1324, Kaplan-Meier

Tabelle 7.3: Mittlere Überlebenszeiten inkl. 95%-Konfidenz-Intervall und Standardfehler der verschiedenen festsitzenden Konstruktionen

Art des Werkstücks	Anzahl N	Mittlere Überlebenszeit (95%-Konfidenz-Intervall); Std.fehler
Einzelkrone	857	17,79 (16,47 ; 19,11); 0,67
Brücke	456	12,68 (11,70 ; 13,67); 0,50
Kronen verblockt	11	12,31 (9,37 ; 15,24); 1,45
Gesamt	1324	16,11 (15,07 ; 17,15); 0,53

Tabelle 7.4: 90%- und 50%-Überlebenszeit sowie Überlebensraten der verschiedenen festsitzenden Konstruktionen

Art des Werkstücks	90%-Überlebens-zeit (Jahre)	50%-Überlebens-zeit (Jahre)	5-Jahre Überlebens-rate (%)	10-Jahre Überlebens-rate (%)	15-Jahre Überlebens-rate (%)	20-Jahre Überlebens-rate (%)
Einzelkrone	4,5	16,7	88,8%	73,9%	56,7%	49,2%
Brücke	2,7	11,5	85,9%	57,0%	33,9%	20,5%
Kronen verblockt	3,8	11,3	90,0%	90,0%	22,5%	n.a.

Einen ebenfalls signifikanten Einfluss auf die Überlebenswahrscheinlichkeit der festsitzenden Konstruktionen hatte die „Lokalisation" des Zahnersatzes (p < 0,05), wobei Versorgungen im Oberkiefer niedrigere Verweildauern aufzeigten (Abb. 7.5, Tab. 7.5 und Tab. 7.6). Gleiches galt, wenn mindestens ein mit einem Stift versorgter Pfeilerzahn in die Konstruktion miteinbezogen wurde (p < 0,001) (Abb. 7.6, Tab. 7.7 und Tab. 7.8).

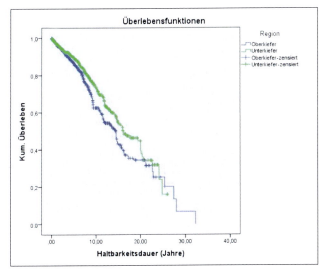

Abbildung 7.5: Überlebensfunktion aller festsitzenden Konstruktionen differnziert nach „Lokalisation" der Versorgung (Zielereignis: Neuversorgung), n = 1324, Kaplan-Meier

Tabelle 7.5: Mittlere Überlebenszeiten inkl. 95%-Konfidenz-Intervall und Standardfehler der festsitzenden Konstruktionen differenziert nach „Lokalisation" der Versorgung

Region	Anzahl N	Mittlere Überlebenszeit (95%-Konfidenz-Intervall); Std.fehler
Oberkiefer	709	15,38 (14,05 ; 16,71); 0,68
Unterkiefer	615	16,17 (15,12 ; 17,22); 0,54
Gesamt	1324	16,11 (15,07 ; 17,15); 0,53

Tabelle 7.6: 90%- und 50%-Überlebenszeit sowie Überlebensraten der festsitzenden Konstruktionen differenziert nach „Lokalisation" der Versorgung

Region	90%-Überlebens-zeit (Jahre)	50%-Überlebens-zeit (Jahre)	5-Jahre Überlebens-rate (%)	10-Jahre Überlebens-rate (%)	15-Jahre Überlebens-rate (%)	20-Jahre Überlebens-rate (%)
Oberkiefer	3,5	14,2	86,2%	62,5%	43,2%	34,5%
Unterkiefer	4,5	16,0	89,5%	73,5%	53,8%	44,7%

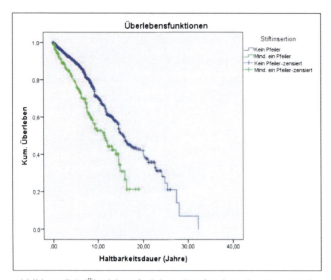

Abbildung 7.6: Überlebensfunktion aller festsitzenden Konstruktionen in Abhängigkeit von der „Einbeziehung mindestens eines mit einem Stiftaufbau versorgten Pfeilerzahnes" (Zielereignis: Neuversorgung), n = 1324, Kaplan-Meier

Tabelle 7.7: Mittlere Überlebenszeiten inkl. 95%-Konfidenz-Intervall und Standardfehler der festsitzenden Konstruktionen in Abhängigkeit von der „Einbeziehung mindestens eines mit einem Stiftaufbau versorgten Pfeilerzahnes"

Stift	Anzahl N	Mittlere Überlebenszeit (95%-Konfidenz-Intervall); Std.fehler
Kein Pfeiler	1148	16,71 (15,96 ; 17,83); 0,57
Mind. ein Pfeiler	176	10,90 (9,74 ; 12,07); 0,59
Gesamt	**1324**	**16,11 (15,07 ; 17,15); 0,53**

Tabelle 7.8: 90%- und 50%-Überlebenszeit sowie Überlebensraten der festsitzenden Konstruktionen in Abhängigkeit von der „Einbeziehung mindestens eines mit einem Stiftaufbau versorgten Pfeilerzahnes"

Stift	90%-Überlebens-zeit (Jahre)	50%-Überlebens-zeit (Jahre)	5-Jahre Überlebens-rate (%)	10-Jahre Überlebens-rate (%)	15-Jahre Überlebens-rate (%)	20-Jahre Überlebens-rate (%)
Kein Pfeiler	4,7	15,4	89,3%	70,5%	51,2%	42,1%
Mind. ein Pfeiler	1,8	11,3	78,3%	52,7%	31,0	n.a.

Die Variable verwendeter „Werkstoff" zeigte weder bei Betrachtung der Gesamtpopulation noch bei der Differenzierung bezüglich der Konstruktionsart (aufgrund der geringen Fallzahl war allerdings in der Gruppe der verblockten Kronen eine Analyse in diesem Punkt nicht möglich) einen signifikanten Einfluss (p > 0,05) auf die Verweildauer des festsitzenden Zahnersatzes (Tab. 7.9 – Tab. 7.11). Auch bei der Variablen „Teilnahme am Nachsorge- bzw. Recallprogramm" (Tab. 7.12) zeigte sich im Gruppenvergleich kein Einfluss (p > 0,05).

Tabelle 7.9: 90%- und 50%-Überlebenszeit sowie Überlebensraten der festsitzenden Konstruktionen in Abhängigkeit vom „Werkstoff" für die Gesamtpopulation

Werkstoff	90%- Überlebens- zeit (Jahre)	50%- Überlebens- zeit (Jahre)	5-Jahre Überlebens- rate (%)	10-Jahre Überlebens- rate (%)	15-Jahre Überlebens- rate (%)	20-Jahre Überlebens- rate (%)
Edelmetall (n = 972)	4,0	11,7	88,0%	68,4%	48,6%	39,0
Nicht- Edelmetall (n = 152)	4,1	11,0	89,5%	52,9%	45,4%	45,4
Keramik (n = 200)	2,1	10,6	82,4%	82,4%	n.a.	n.a.

Tabelle 7.10: 90%- und 50%-Überlebenszeit sowie Überlebensraten der festsitzenden Konstruktionen in Abhängigkeit vom „Werkstoff" für die Gruppe der Einzelkronen (n = 857)

Werkstoff	90%- Überlebens- zeit (Jahre)	50%- Überlebens- zeit (Jahre)	5-Jahre Überlebens- rate (%)	10-Jahre Überlebens- rate (%)	15-Jahre Überlebens- rate (%)	20-Jahre Überlebens- rate (%)
Edelmetall (n = 618)	4,2	16,3	88,2%	73,8%	56,6%	48,8%
Nicht- Edelmetall (n = 90)	7,2	24,1	100,0%	64,7%	64,7%	64,7%
Keramik (n = 149)	3,8	11,3	83,1%	83,1%	0,0%	0,0%

Tabelle 7.11: 90%- und 50%-Überlebenszeit sowie Überlebensraten der festsitzenden Konstruktionen in Abhängigkeit vom „Werkstoff" für die Gruppe der Brückenversorgungen (n = 456)

Werkstoff	90%- Überlebens- zeit (Jahre)	50%- Überlebens- zeit (Jahre)	5-Jahre Überlebens- rate (%)	10-Jahre Überlebens- rate (%)	15-Jahre Überlebens- rate (%)	20-Jahre Überlebens- rate (%)
Edelmetall (n = 345)	3,7	12,4	87,5%	58,9%	35,7%	21,9%
Nicht- Edelmetall (n = 61)	2,4	8,4	75,9%	40,9%	30,7%	30,7%
Keramik (n = 50)	2,0	10,7	78,6%	78,6%	0,0%	0,0%

Tabelle 7.12: 90%- und 50%-Überlebenszeit sowie Überlebensraten der festsitzenden
Konstruktionen in Abhängigkeit von der „Teilnahme am Recallprogramm"

Teilnahme am Recall	90%- Überlebens- zeit (Jahre)	50%- Überlebens- zeit (Jahre)	5-Jahre Überlebens- rate (%)	10-Jahre Überlebens- rate (%)	15-Jahre Überlebens- rate (%)	20-Jahre Überlebens- rate (%)
Nein (n = 628)	3,1	13,4	84,8%	61,3%	44,6%	39,5%
Ja (n = 696)	4,9	14,9	89,8%	72,4%	50,5%	37,4%

Bei 103 Patienten waren bei mindestens einem Nachsorgetermin weiche und bei 112
Patienten harte Beläge vorhanden. Allerdings konnte bei diesem Faktor sowie bei der
weiteren patientenbezogenen Variablen „Patientengeschlecht" kein signifikanter Einfluss (p >
0,05) auf die Überlebensdauer der festsitzenden Konstruktionen festgestellt werden.

7.3.2 Cox-Regression

Bei der multivariablen Analyse mittels Cox-Regression zeigten analog zur logistischen
Regression die Variablen „Konstruktionsart", „Lokalisation" und „Einbeziehung von mit
Stiftaufbauten versorgten Pfeilerzähnen" einen signifikanten Einfluss (p < 0,05) und der
Parameter „Werkstoff" keinen Einfluss (p > 0,05) auf die Überlebenszeit des festsitzenden
Zahnersatzes. Im Gegensatz zum Gruppenvergleich erwies sich der Parameter
„Recallteilnahme" im Cox-Modell jedoch auch als signifikant (p < 0,05) (Tab. 7.13). Brücken
hatten im Gegensatz zu Einzelkronen ein um 81% erhöhtes Risiko, ihre Funktion zu verlieren.
Ebenso war das Funktionsverlustrisiko 1,78-fach höher, wenn mit Stiftaufbauten versorgte
Pfeilerzähne in die festsitzenden Konstruktionen miteinbezogen wurden. Hingegen zeigten
Versorgungen im Unterkiefer sowie Restaurationen, die regelmäßig nachgesorgt wurden, ein
um etwa 24% bzw. 20% geringeres Verlustrisiko.

Tabelle 7.13: Ergebnisse der Cox-Regression

Parameter	p-Wert	Koeffizient	Standard-Fehler	Hazard Ratio
Konstruktionsart	< 0,001	0,591	0,107	1,806
Werkstoff	> 0,05	-	-	-
Lokalisation	0,009	-0,278	0,106	0,757
Recallteilnahme	0,039	-0,219	0,106	0,804
Einbeziehung von Stiftaufbauten	< 0,001	0,577	0,132	1,780

7.4 Diskussion

Die in der vorliegenden Untersuchung ermittelten Überlebenszeiten für metallische bzw. metallkeramische sowie vollkeramische Kronen und Kronenblöcke decken sich mit den Angaben in der Literatur.[19, 29, 39, 59, 108, 112, 121, 123, 125, 126, 148, 173, 205-207, 210, 211, 239, 248, 250, 252, 275, 284, 285, 294, 310, 350, 355, 368, 369, 380, 394, 395, 397, 410, 411, 414, 432] Gleiches gilt für die aufgefundenen Verweildauern der vollkeramischen Brückenkonstruktionen.[110, 207, 268, 341, 342, 347, 352, 404, 432] Dahingegen liegen die für die metallischen bzw. metallkeramischen Brückenkonstruktionen errechneten Überlebensraten von 87,5% (Edelmetall) bzw. 75,9% (Nicht-Edelmetall) nach fünf Jahren, von 58,9% (Edelmetall) bzw. 40,9% (Nicht-Edelmetall) nach zehn Jahren sowie von 35,7% (Edelmetall) bzw. 30,7% (Nicht-Edelmetall) nach 15 Jahren und von 21,9% (Edelmetall) bzw. 30,7% (Nicht-Edelmetall) nach 20 Jahren weitgehend unterhalb der Werte in der berücksichtigten Literatur. In dieser liegen die Werte für die Überlebenswahrscheinlichkeit von konventionellen Brücken nach 5 Jahren zwischen 89 und 99%,[13, 49, 51, 79, 80, 82, 83, 108, 187, 205, 206, 231, 239, 311, 342, 346, 358, 367, 393, 394, 412, 413, 432] nach 10 Jahren zwischen 70 und 93%,[13, 51, 79, 80, 82, 83, 108, 162, 169, 187, 205, 206, 231, 277, 311, 346, 358, 365, 388, 393, 394, 410, 412-414] nach 15 Jahren zwischen 60 und 85%[74, 79, 80, 82, 83, 108, 169, 205, 236, 346, 365, 393, 394, 412, 413, 440] und nach 20 Jahren bei 63-73%.[79, 80, 82, 83, 162, 169, 238, 394] Eine Ursache für die teilweise erheblichen Differenzen kann die Verwendung der simplen Quotientenbildung in vielen dieser patientenbezogenen Beobachtungsstudien[49, 130, 236, 268, 298, 303, 311, 342, 346, 352, 388, 393, 404, 410, 432, 440] sein, welche Überlebenszeiten generell überbewertet. Ein weiterer Grund für die relativ niedrigen Verweildauern in der vorgestellten Studie könnte die im Rahmen der universitären Studentenausbildung eher kritische Betrachtung des Kriteriums Erneuerungsbedürftigkeit[358] sein. Auch ist nicht bekannt, wie viele eventuell bereits parodontal kompromittierte Pfeilerzähne in die untersuchten Restaurationen mit einbezogen wurden. Bei einem Verlust solcher Zähne kommt es in der Regel, da prinzipiell schlecht erweiter- bzw. reparierbar, zum Versagen der gesamten festsitzenden Versorgung.

Die Angaben für eine Neuversorgung entsprechen wiederum denen in der berücksichtigten Literatur.[13, 51, 54, 67, 79, 80, 102, 108, 118, 159, 160, 162, 169, 236, 238, 239, 277, 298, 311, 323, 342, 346, 358, 383, 388, 393, 411, 413, 414]

Ein direkter Vergleich der „Werkstücke" untereinander wurde nur in zwei vergleichbaren Studien von *Erpenstein* und Mitarbeiter[108] sowie *Taskonak* und *Sertgötz*[389] angestellt, die aber auch zu dem Ergebnis kamen, dass Brücken geringere Verweildauern aufwiesen.

Ebenso wird der aufgefundene negative Einfluss von mit „Wurzelstiften versorgten Pfeilerzähnen" auf die Überlebenszeit der festsitzenden Komplexe durch vergleichbare

Literaturquellen bestätigt.[59, 358, 397, 411, 414] Gleiches gilt für den im Gruppenvergleich ermittelten fehlenden Einfluss der „Teilnahme an einem Nachsorge- bzw. Recallprogramm".[54, 81] Für den im Cox-Modell aufgefundenen Einfluss der „Recallteilnahme" fand sich keine vergleichbare Literaturstelle. Gleichwohl könnte dieser in der multivariablen Analyse identifizierte signifikante Risikofaktor auch ein Grund für die im Vergleich mit den Daten aus der Literaturanalyse geringeren Verweildauern der konventionellen Brückenkonstruktionen sein.

Die ermittelte höhere Überlebensrate für festsitzende Versorgungen im Unterkiefer wird in der Literatur indes größtenteils gegenteilig gesehen. So zeigte sich bei *De Backer et al.* in ihren Untersuchungen[78, 81, 83] genauso wie bei *Galindo* und Mitarbeiter[125] der klinische Erfolg unabhängig von der „Lokalisation" in der Mundhöhle. Lediglich *Burke* und *Lucarotti* fanden in ihrer Auswertung der Daten von 7817 Vollguss- und 38166 Verblendkronen auch einen Unterschied bei der Überlebenszeit in Abhängigkeit von der „Lokalisation". So wiesen die Kronen im Oberkiefer mit einer Überlebensrate von 60% nach zehn Jahren eine signifikant geringere Überlebensrate auf als Kronen im III. bzw. IV. Quadranten, die Raten von 66% bzw. 69% zeigten.[59] *Burke* und *Lucarotti* begründen ihren aufgefundenen Unterschied mit der hohen Anzahl an Oberkiefer-Frontzahnkronen, die in ihrer Studie die schlechtesten Überlebenszeiten aller indirekten Restaurationen aufwiesen.[59] Die analogen Werte in der vorliegenden Untersuchung lagen bei 62,5% im Oberkiefer und 73,5% im Unterkiefer, wobei jedoch die Anzahl der Oberkiefer-Frontzahnkronen nicht getrennt ermittelt wurde.

Bei der Variablen „Werkstoff" zeichnet sich ein ähnliches Bild ab. Während analog zur vorgelegten Studie nur in einer weiteren Literaturquelle aus der Arbeitsgruppe *Sailer*[343] kein Unterschied bezüglich der Überlebenszeit in Abhängigkeit vom verwendeten „Werkstoff" festgestellt werden konnte, überwiegt die Anzahl der Untersuchungen,[59, 149, 229, 243, 310, 342] in denen die vollkeramischen Systeme niedrigere Verweilraten aufzeigten. *Sailer et al.*[343] untersuchten in ihrer Studie allerdings ausschließlich als vollkeramischen Werkstoff eine Oxidkeramik, die sich per se gegenüber den Silikatkeramiken durch eine höhere Dauerfestigkeit[70] auszeichnet.

Ebenfalls kontrovers wird der Einfluss des Faktors „Geschlecht" in der Literatur gesehen. Konnten vergleichbare Untersuchungen in Übereinstimmung mit den vorgestellten Ergebnissen keinen Einfluss des „Patientengeschlechts" auf die Verweildauer ausmachen,[81, 205, 255, 394] beschreiben *Burke* und *Lucarotti*[59] sowie *Malament* und *Socransky*[245] eine höhere Überlebensrate der festsitzenden Konstruktionen bei Frauen. Sie erklären ihre Ergebnisse mit der vermeintlich besseren Mundhygiene bei Frauen. Zu einem gegenteiligen Ergebnis kamen

Schnaidt und Mitarbeiter, die bei Frauen eine mit 72,5% geringere Verweildauer nach zehn Jahren auffanden als bei Männern mit 86,7%.[358] Ihrer Meinung nach ist dies darauf zurückzuführen, dass Frauen mehr Wert auf Ästhetik legen und ihre Restaurationen kritischer betrachten als Männer, was in frühzeitigere Erneuerungen der Versorgungen mündet.[358] Obwohl in der vorgestellten Studie versucht wurde, durch Nacherfassung von Patientendaten längere Verläufe abzubilden, konnten nicht mehr als 100 Konstruktionen zehn Jahre oder länger beobachtet werden, was sich auch in der mittleren Beobachtungsdauer von 7,1 Jahren (± 5,7 Jahre) zeigte. Andererseits beziehen sich, Meta-Analysen ausgeschlossen, nur wenige vergleichbare Studien[78, 81, 83, 95, 173, 245-247, 410, 411] auf eine ähnlich große Anzahl von Konstruktionen. Dabei stammen die Daten bei genauer Betrachtung lediglich von zwei niedergelassenen Zahnärzten aus deren Praxen[245-247, 410, 411] sowie von drei Universitätszahnkliniken,[78, 81, 83, 95, 173] die laut Beschreibung im Material und Methode-Kapitel, analog zur diskutierten Arbeit, ebenfalls eine strukturierte Patientendokumentation aufwiesen. Andere Studien mit ähnlich großen Untersuchungskonvoluten basieren auf Daten von Krankenkassen[59, 205] oder der reinen Auswertung von Karteikarten[206, 207, 230, 231, 252] aus verschiedenen Zahnarztpraxen und sind mit dem Umfang der hier vorgestellten Patientenverwaltung kaum vergleichbar.

8 Klinische Bewährung von überkronten Zähnen anhand von parodontalen Parametern

8.1 Einleitung

Bei der Überkronung von natürlichen Zähnen werden immer wieder Nebenwirkungen wie z.b. Vitalitätsverlust nach Präparation[13, 30, 51, 54, 61, 67, 140, 162, 298, 303, 342, 388, 394] sowie Kronenrandkaries und parodontale Komplikationen[54, 78, 81, 294, 310, 326, 353, 355, 382, 397, 411, 414] beschrieben. Dabei werden vor allem für die beiden letztgenannten Aspekte der Kronenrandspalt und der Konturverlauf als erfolgsrelevante Qualitätskriterien angesehen. Fehlpassungen in diesen Bereichen ziehen negative Auswirkungen nach sich und können den Langzeiterfolg einer Restauration mit unter erheblich begrenzen.[107, 202, 269] Insbesondere Mängel in Form von Überextensionen werden für entzündliche Reaktionen am Parodontium verantwortlich gemacht. So berichteten z.b. *Müller* und *Pröschel* in ihrer Studie an 368 Sektionspräparaten, dass im „Vergleich zwischen Kronen- und Kontrollgruppe parodontal gesunde Kontrollzähne frei von histopathologischen Befunden waren". In der Kronengruppe nahmen die „Entzündungen mit Degeneration des Saumepithels, Taschenbildung und Reduktion der alveolären Septen mit steigender horizontaler und vertikaler Überextension" des Kronenrandes zu.[269] In jüngeren Studien über Vollkeramikkronen gaben *Gemalmaz* und *Ergin*[128] ebenso wie *Sjögren et al.*[369] höhere Werte bei den parodontalen Parametern Plaqueindex und bleeding on probing (BOP) an, wenn Überkonturierungen des Kronenrandes vorlagen. Zwar wird dabei einerseits für die maximale tolerierbare Größe des Randschlussfehlers 100 µm gefordert,[81, 275] andererseits sind jedoch die biologischen Toleranzgrenzen für Passungenauigkeiten im marginalen Bereich immer noch nahezu unbekannt.[253] Da aber ein Einfluss der Randschlussgenauigkeit auf das umliegende parodontale Gewebe als hinreichend nachgewiesen gilt,[81, 253, 326, 382] wird für festsitzende Restaurationen von zahlreichen Autoren eine möglichst hohe Passgenauigkeit gefordert.[81, 232, 253, 285, 326, 338, 372]

Da dieser Aspekt bisher kaum genauer betrachtet wurde, war es das Ziel der vorliegenden Untersuchung, den Einfluss von regelrecht ausgeführten Kronen und Brücken auf parodontale Parameter zu untersuchen.

8.2 Material und Methode

Die folgende Beobachtungsstudie beinhaltet alle Patienten, die im Zeitraum von 1978 bis 2011 mit auf natürlichen Zähnen verankertem festsitzendem Zahnersatz versorgt und bei denen die parodontalen Parameter „Sondierungstiefe", „Attachment Level (AL)", „Sondierungsblutung bzw. bleeding on probing (BOP)" sowie „Plaquebefall" an überkronten und nicht überkronten bzw. gesunden Kontrollzähnen dokumentiert wurden. Die Datenauswertung erfolgte patientenbezogen.

Bei der Anfertigung der Restaurationen wurde vor allen Dingen auf einen exakten Randschluss[253, 338] geachtet, bei dem der Kronenrandspalt nicht sondierbar sein durfte.

Während „Sondierungstiefe" und „AL" in mm angegeben wurden, fand eine Dokumentation der Parameter „BOP" und „Plaquebefall" mit ja/nein-Antworten (+/-) statt.

Die Patienten wurden bei jedem Parameter in drei Gruppen aufgeteilt:

- Gruppe 1: Patienten, die zu regelmäßigen Recallterminen erschienen sind (mind. einmal im Jahr);

- Gruppe 2: Patienten mit unregelmäßigen Recallterminen;

- Gruppe 3: Patienten, die nach der Eingliederung nur noch einen Termin wahrnahmen.

Zur statistischen Analyse wurden beim Parameter „Sondierungstiefe" die Mittelwerte der Sondierungstiefen und bei den Parametern „AL", „BOP" sowie „Plaquebefall" die Differenz zwischen dem Befund zum Zeitpunkt der Eingliederung und dem letzten Recalltermin herangezogen. Dabei wurde bei den zwei letztgenannten Faktoren die Prozentzahl der Patienten mit wenigstens einem positiven Befund berücksichtigt. Danach wurde eine Messwiederholungsanalyse bezüglich der Faktoren Zeit und Gruppe bzw. Zähne (gesund bzw. nicht überkront/überkront) durchgeführt.

Zur graphischen Darstellung des zeitlichen Verlaufs wurde bei den Parametern „AL", „BOP" und „Plaquebefall" die Prozentzahl der Patienten angegeben, bei denen wenigstens ein Zahn einen positiven Befund aufwies.

Beim Parameter „AL" wurden aufgrund der Tatsache, dass bei einem parodontal gesundem Gewebe noch kein Attachmentverlust eingetreten sein darf,[232] die Werte > 0 als positiver Befund zusammengefasst.

8.3 Ergebnisse

8.3.1 Sondierungstiefe

Beim Parameter „Sondierungstiefe" wiesen die Gruppen folgende Größen auf:

- Gruppe 1: regelmäßiger Recall, n = 91;

- Gruppe 2: unregelmäßiger Recall, n = 35;

- Gruppe 3: nur ein Recall, n = 56.

Im gesamten Zeitverlauf (Eingliederung + 1./2./3. Recall) zeigte sich innerhalb der Gruppen 1 und 2 ein Unterschied der Sondierungstiefen zwischen überkronten und nicht überkronten bzw. gesunden Zähnen. Die Werte der nicht überkronten Zähne waren signifikant kleiner ($p <$ 0,0005) (Tab. 8.1). In Gruppe 3 zeigten sich keine Unterschiede ($p > 0,05$).

Tabelle 8.1: Mittelwerte der „Sondierungstiefen" (mm) pro Zeitpunkt in den einzelnen Gruppen

Gruppe	Zeitpunkt	Eingliederung	1. Recall	2. Recall	3. Recall
1: reg. Recall	Gesund	2,36 ± 0,67	2,31 ± 0,69	2,40 ± 0,51	2,32 ± 0,50
	Überkront	2,55 ± 0,67	2,50 ± 0,70	2,64 ± 0,73	2,56 ± 0,57
2: unreg. Recall	Gesund	2,30 ± 0,51	2,28 ± 0,56	2,37 ± 0,54	2,44 ± 0,58
	Überkront	2,37 ± 0,52	2,43 ± 0,62	2,46 ± 0,62	2,61 ± 0,81
3: nur ein Recall	Gesund	2,35 ± 0,69	2,38 ± 0,62	-	-
	Überkront	2,33 ± 0,66	2,32 ± 0,64	-	-

Ein Unterschied zwischen den Gruppen 1 und 2 oder über die Zeit konnte nicht festgestellt werden (jeweils $p > 0,05$). Ebenso zeigte sich keine Interaktion zwischen den Gruppen 1/2 und der Zeit sowie zwischen den Gruppen gesund/überkront und der Zeit (jeweils $p > 0,05$), d.h. versorgte und unversorgte Zähne hatten einen parallelen Verlauf der Werte (Abb. 8.1).

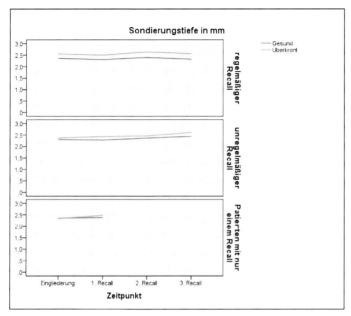

Abbildung 8.1: Mittelwerte der „Sondierungstiefen" (mm) der Zähne (gesund bzw. nicht überkront/überkront) pro Zeitpunkt

8.3.2 Attachment Level (AL)

Beim Parameter „AL" wiesen die Gruppen folgende Größen auf:

- Gruppe 1: regelmäßiger Recall, n = 98;
- Gruppe 2: unregelmäßiger Recall, n = 40;
- Gruppe 3: nur ein Recall, n = 56.

Die Messwiederholungsanalyse ergab keinen Unterschied zwischen gesunden bzw. nicht überkronten und überkronten Zähnen über den gesamten Zeitverlauf (p > 0,05). Auch zwischen den Gruppen 1 und 2 fand sich kein signifikanter Unterschied (p > 0,05). Eine Interaktion zwischen den Gruppen gesund/überkront und der Zeit konnte auch nicht nachgewiesen werden (p > 0,05) (Tab. 8.2-8.3 und Abb. 8.2).

Tabelle 8.2: Mittelwerte der Differenz 3. Recall vs. Eingliederung (mm) in den einzelnen Gruppen, * Gruppe 3 Differenz 1. Recall vs. Eingliederung

Gruppe	Zeitpunkt	Differenz 3. Recall vs. Eingliederung (in mm)*
1: reg. Recall	Gesund	-0,207 ± 2,333
	Überkront	-0,368 ± 1,841
2: unreg. Recall	Gesund	0,138 ± 1,356
	Überkront	0,220 ± 1,662
3: nur ein Recall	Gesund	0,051 ± 1,752
	Überkront	0,098 ± 1,387

Tabelle 8.3: Patienten (%) mit „AL" > 0 bei wenigstens einem Zahn pro Zeitpunkt, ungeachtet der Anzahl der Zähne

Gruppe	Zeitpunkt	Eingliederung	1. Recall	2. Recall	3. Recall
1: reg. Recall	Gesund	49%	62%	59%	54%
	Überkront	47%	45%	50%	38%
2: unreg. Recall	Gesund	20%	27%	37%	37%
	Überkront	33%	27%	45%	40%
3: nur ein Recall	Gesund	34%	41%	-	-
	Überkront	32%	34%	-	-

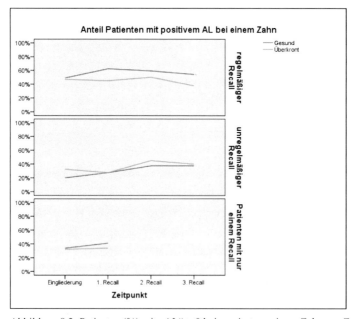

Abbildung 8.2: Patienten (%) mit „AL" > 0 bei wenigstens einem Zahn pro Zeitpunkt

8.3.3 Bleeding on probing (BOP)

Beim Parameter „BOP" ergaben sich folgende Gruppengrößen:

- Gruppe 1: regelmäßiger Recall, n = 86;

- Gruppe 2: unregelmäßiger Recall, n = 31;

- Gruppe 3: nur ein Recall, n = 49.

In der Messwiederholungsanalyse konnten weder signifikante Unterschiede zwischen den Gruppen noch eine Interaktion zwischen den Gruppen gesund/überkront und der Zeit festgestellt werden (p jeweils > 0,05) (Tab. 8.4-8.5 und Abb. 8.3).

Tabelle 8.4: Mittelwerte der Differenz 3. Recall vs. Eingliederung (%) in den einzelnen Gruppen, * Gruppe 3 Differenz 1. Recall vs. Eingliederung

Gruppe	Zeitpunkt	Differenz 3. Recall vs. Eingliederung (in %)*
1: reg. Recall	Gesund	-0,39 ± 37,00
	Überkront	2,62 ± 39,71
2: unreg. Recall	Gesund	-7,93 ± 42,47
	Überkront	0,34 ± 34,13
3: nur ein Recall	Gesund	1,91 ± 25,39
	Überkront	-1,90 ± 33,94

Tabelle 8.5: Patienten (%) mit „BOP" bei wenigstens einem Zahn pro Zeitpunkt, ungeachtet der Anzahl der Zähne

Gruppe	Zeitpunkt	Eingliederung	1. Recall	2. Recall	3. Recall
1: reg. Recall	Gesund	40,7%	42,0%	38,8%	44,4%
	Überkront	49,4%	48,1%	46,9%	51,9%
2: unreg. Recall	Gesund	50,0%	40,9%	31,8%	27,3%
	Überkront	22,7%	27,3%	50,0%	40,9%
3: nur ein Recall	Gesund	32,7%	42,9%	-	-
	Überkront	32,7%	42,9%	-	-

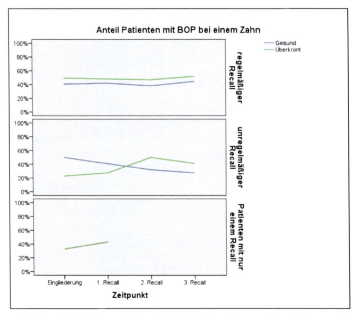

Abbildung 8.3: Patienten (%) mit „BOP" bei wenigstens einem Zahn pro Zeitpunkt

8.3.4 Plaquebefall

Beim Parameter „Plaquebefall" wiesen die Gruppen folgende Größen auf:

- Gruppe 1: regelmäßiger Recall, n = 86;
- Gruppe 2: unregelmäßiger Recall, n = 31;
- Gruppe 3: nur ein Recall, n = 49.

Auch beim Parameter „Plaquebefall" konnten weder signifikante Unterschiede zwischen den Gruppen noch eine Interaktion zwischen den Gruppen gesund/überkront und der Zeit festgestellt werden (p jeweils > 0,05) (Tab. 8.6-8.7 und Abb. 8.4).

Tabelle 8.6: Mittelwerte der Differenz 3. Recall vs. Eingliederung (%) in den einzelnen Gruppen, * Gruppe 3 Differenz 1. Recall vs. Eingliederung

Gruppe	Zeitpunkt	Differenz 3. Recall vs. Eingliederung (in %)*
1: reg. Recall	Gesund	6,64 ± 53,51
	Überkront	3,97 ± 54,15
2: unreg. Recall	Gesund	-13,44 ± 45,03
	Überkront	-11,22 ± 50,69
3: nur ein Recall	Gesund	2,13 ± 42,92
	Überkront	4,00 ± 48,44

Tabelle 8.7: Patienten (%) mit „Plaquebefall" bei wenigstens einem Zahn pro Zeitpunkt, ungeachtet der Anzahl der Zähne

Gruppe	Zeitpunkt	Eingliederung	1. Recall	2. Recall	3. Recall
1: reg. Recall	Gesund	41%	50%	44%	59%
	Überkront	41%	43%	43%	46%
2: unreg. Recall	Gesund	59%	27%	45%	41%
	Überkront	55%	41%	59%	23%
3: nur ein Recall	Gesund	43%	55%	-	-
	Überkront	41%	47%	-	-

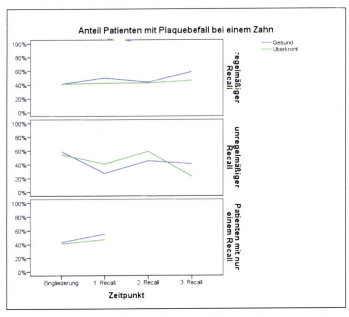

Abbildung 8.4: Patienten (%) mit „Plaquebefall" bei wenigstens einem Zahn pro Zeitpunkt

8.4 Diskussion

Im guten Einklang mit dem Großteil der Ergebnisse aus der vorliegenden Studie konnte in Untersuchungen zu festsitzenden Restaurationen häufig kein Unterschied bei den parodontalen Parametern zwischen den Kronen- und Kontrollgruppen festgestellt werden.[239, 275, 343, 345, 347, 352, 368, 369, 390, 391, 431] Ganz im Gegenteil wurde vereinzelt sogar ein geringerer „Plaquebefall" speziell an keramischen Versorgungen festgestellt.[41, 123, 128, 357] Begründet wird dies mit der im Vergleich geringeren Plaqueaffinität von Keramik[64, 123, 128, 357] aufgrund günstiger Mikromorphologien und geringerer Oberflächenspannungen sowie ggf. vorhandenen bakteriostatischen bzw. bakteriziden Eigenschaften,[390] was der Keramik auch das Charakteristikum einer hohen Biokompatibilität verleiht.[70, 357, 390]

Auf der anderen Seite werden die in der vorgelegten Beobachtungsstudie beim parodontalen Parameter „Sondierungstiefe" aufgefunden Diskrepanzen zwischen überkronten und nicht überkronten Zähnen durch einige vergleichbare Literaturquellen bestätigt.[54, 108, 285, 326, 382] So fanden z.B. *Erpenstein* und Mitarbeiter teilweise deutliche Unterschiede bei den Kriterien „Blutung auf Sondierung", „Sondierungstiefe" sowie „Furkationsbefall" zwischen überkronten und Kontrollzähnen. Dabei „schnitten die restaurierten Zähne in allen untersuchten Kriterien ungünstiger ab".[108] Ebenso wiesen bei *Brunner* und Mitarbeitern die untersuchten überkronten Zähne einen signifikant höheren „Papillenblutungsindex" und größere „Sondierungstiefen" auf, als die nicht überkronten Kontrollzähne.[54] *De Backer et al.* berichteten in ihrer Untersuchung über einen direkten Zusammenhang zwischen dem Zustand des Parodontiums und der Überlebenszeit von Kronenrestaurationen. Als Resümee empfahlen sie, eine prothetische Therapie nicht ohne eine vorherige Untersuchung des Parodontiums und ggf. Parodontaltherapie durchzuführen.[81] Damit beschrieben sie einen Umstand, der in Deutschland seit langem gesetzlich vorgeschrieben ist: Eine prothetische Versorgung darf erst stattfinden, wenn eine eventuell notwendige Parodontaltherapie vorher erfolgreich stattgefunden hat.[305] *Reichen-Graden* und *Lang* konnten ebenfalls signifikante Unterschiede in den parodontalen Parametern „Plaquebefall", „Gingivalindex", „Sondierungstiefen" und „Blutung nach Sondierung" zwischen Pfeilerzähnen und nicht überkronten Zähnen feststellen. Sie sahen dies aber eher als Resultat der Lage der Präparationsgrenze an, da die Kronenrandschlüsse des Untersuchungsgutes analog zu denen in der vorliegenden Studie als präzise bezeichnet wurden.[326] So kam diese Arbeitsgruppe im Kontext mit anderen Autoren[128, 230, 269, 275, 285, 379, 388, 411] zu der Schlussfolgerung, dass eine supragingivale Lage der Präparationsgrenze und damit des Kronenrandes für eine orale Gesundheit günstiger sei.[326] Vergleichbares lassen die Ergebnisse der vorliegenden Studie vermuten, jedoch ist nicht bekannt, wie hoch der Anteil sub- bzw. supragingivaler Kronenränder war. Auch muss die klinische Relevanz der beim Parameter „Sondierungstiefe" aufgefundenen Unterschiede hinterfragt werden, da sich die Werte vorwiegend lediglich im μm-Bereich befanden. So bewegten sich die Differenzen zwischen den „Sondierungstiefen" bei überkronten und nicht überkronten Zähnen im vorgestellten Untersuchungskonvolut durchschnittlich zwischen 100 und 250 μm. Auch lagen die gemessenen Sondierungstiefen bei allen Gruppen im Mittel bei 2,5 mm, was nicht auf eine parodontale Beeinträchtigung schließen lässt. Ähnliche

Beobachtungen machten schon *Erpenstein* und Mitarbeiter in ihrer Studie von 1992, was sie zu der Vermutung veranlasste, dass eine versorgungsbedingte Gingivitis nicht zwangsläufig in einer Parodontitis endet.[108]

Interessanterweise fand sich in den Untersuchungen aus Kapitel 7 auch kein Unterschied bezüglich der Überlebenszeiten von festsitzenden Restaurationen beim „Vorliegen von Belägen", was wieder die These stützt, dass bei der Versorgung mit Kronen und Brückenkonstruktionen vor allem die Lage der Präparationsgrenze bzw. des Kronenrandes einen Einfluss auf die parodontale Gesundheit auszuüben scheint.

9 Klinische Bewährung von Extensions- und überspannten Brücken

9.1 Einleitung

Bei der Versorgung von Lückengebissen mittels festsitzenden Zahnersatzes kann es je nach Befundkonstellation zur Anfertigung von sogenannten Risikokonstruktionen kommen. Zu diesen Risikokonstruktionen zählen in erster Linie Extension- und überspannte Brücken. Diese resultieren nicht selten aus dem Wunsch heraus, herausnehmbaren Zahnersatz zu vermeiden.[61, 225, 283, 309, 440-442] Dabei galten solche festsitzenden Versorgungen lange Zeit als Behandlungsfehler, wobei diese Ansicht vorwiegend auf mechanisch-physikalischen Aspekten basierte.[225]

Das größte Risiko bei der Versorgung mit Extensionsbrücken stellt die Statik dar: Da das Freiendglied die Funktion eines Hebels übernimmt, kann es bei Belastung zur Intrusion des lastnahen Brückenpfeilers und zur Luxation des lastfernen Pfeilers kommen.[55, 228, 232, 253, 331, 358] Dies kann zum Retentionsverlust der Konstruktion[51, 55, 82, 143, 158, 195, 225, 228, 253, 309, 323, 326, 331, 379, 431] oder sogar zur Fraktur der Pfeilerzähne führen.[225]

Bei überspannten Brücken werden hinsichtlich der Risiken ebenfalls in erster Linie Retentionsverluste[61, 79, 240, 283, 295] angegeben. Dies trifft insbesondere für den Unterkiefer zu, bei dem es während der Mundöffnung zu einer elastischen Deformation kommt. Wird dies bei der Abformung für die Brückenversorgung nicht beachtet, können Ungenauigkeiten im Arbeitsmodell und damit in der Konstruktion das Resultat sein, was wiederum zur Lockerung der Brücke und zu parodontalen Schäden führen kann.[253]

Ziel der vorliegenden Beobachtungsstudie war es, die Überlebenswahrscheinlichkeit von Extensions- und überspannten Brücken zu bestimmen und mögliche Einflussfaktoren, die das Verlustrisiko erhöhen, zu identifizieren. Damit sollte auch evaluiert werden, ob der Begriff „Risikokonstruktion" für die beiden Brückenarten gerechtfertigt ist bzw. wann solche Versorgungen ein Risiko darstellen.

9.2 Material und Methode

In dieser retrospektiven Longitudinalstudie wurden ausschließlich auf natürlichen Zähnen verankerte Extensions- und überspannte Brücken, die zwischen 1997 und 2008 angefertigt und eingegliedert wurden, berücksichtigt. Es wurden anfänglich 86 Extensionsbrücken und 53 überspannte Brückenkonstruktionen identifiziert, von denen aber 15 bzw. 12 Versorgungen unvollständige Datensätze (fehlende Daten nach Eingliederung) aufwiesen. So konnten letztendlich 71 Extensionsbrücken mit jeweils einem mesial (n = 16) oder distal (n = 55) lokalisierten Freiendglied auf 176 vitalen Pfeilerzähnen bei 57 Patienten (40 weiblich, 17 männlich) und 41 überspannte Brücken mit 91 vitalen Pfeilerzähnen bei 36 Patienten (17 weiblich, 19 männlich) in die Untersuchung einbezogen werden (Abb. 9.1 und Tab. 9.1). Dabei wurde jede Brücke als unabhängiger Patientenfall betrachtet.[213]

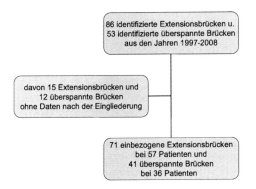

Abbildung 9.1: Suchstrategie für die Studienpopulation mit Extensions- und überspannten Brücken auf natürlichen Zähnen

Tabelle 9.1: Anzahl der in die Konstruktionen einbezogenen Pfeilerzähne

	2 Pfeiler	3 Pfeiler	4 Pfeiler	5 Pfeiler	6 Pfeiler
Anzahl d. Extensionsbrücken, n = 71	54	9	3	1	4
Anzahl der überspannten Brücken, n = 41	34	5	2	-	-

Von den 71 Extensionsbrücken waren 39 im Oberkiefer (54,9%) und 32 im Unterkiefer (45,1%) lokalisiert. Bei den überspannten Brücken fanden sich 16 Versorgungen im Oberkiefer (39,0%) und 25 im Unterkiefer (61,0%).

32-mal lag in der Gruppe der Extensionsbrücken eine Gebisskonfiguration der Kennedy-Klasse I im versorgten Kiefer vor, 27-mal eine Kennedy-Klasse II und zwölfmal eine Klasse III. Bei den überspannten Brücken konnte in sechs Fällen eine Kennedy-Klasse I im betreffenden Kiefer, 13-mal eine Klasse II und 22-mal eine Kennedy-Klasse III registriert werden. Ein Lückengebiss der Kennedy-Klassifikation IV war in beiden Gruppen nicht anzutreffen.

Als Gegenkieferbezahnung war bei den Extensionsbrücken in 46 Fällen festsitzender Zahnersatz, in 16 Fällen herausnehmbarer Zahnersatz und in neun Fällen kein Ersatz bzw. natürliche Zähne vorhanden. In der Gruppe der überspannten Brücken befand sich im Gegenkiefer 30-mal festsitzender Zahnersatz, sechsmal herausnehmbarer Ersatz sowie in fünf Fällen kein Zahnersatz bzw. natürliche Zähne.

Bei Eingliederung waren die Patienten mit Extensionsbrücken im Mittel 52,0 ± 13,5 Jahre (Minimum 21,4 Jahre, Maximum 77,5 Jahre) alt und die Patienten mit überspannten Brücken 55,1 ± 14,0 Jahre (Minimum 32,5 Jahre, Maximum 89,5 Jahre).

Die mittlere Beobachtungsdauer betrug bei den Extensionsbrücken 3,2 ± 2,8 Jahre (Maximum 10,7 Jahre) und bei den überspannten Brücken 3,1 ± 2,5 Jahre (Maximum 10,0 Jahre). Wie viele Brücken nach einer bestimmten Zeitdauer nach deren Eingliederung noch unter Beobachtung standen, ist in Tabelle 9.2 aufgeführt.

Tabelle 9.2: Anzahl der Konstruktionen unter Beobachtung

	1. Jahr	2. Jahr	3. Jahr	4. Jahr	≥ 5 Jahre
Anzahl d. Extensionsbrücken, n = 71	69	59	37	30	23
Anzahl der überspannten Brücken, n = 41	36	33	25	15	8

Als mögliche Einflussfaktoren wurden die Variablen „Patientengeschlecht und –alter", die „Pfeileranzahl" („zwei" oder „drei und mehr Pfeilerzähne"), die „Lokalisation" der Versorgung, die „im versorgten Kiefer vorliegende Kennedy-Klasse", die „Art der Gegenkieferbezahnung", die „Lage des Freiendgliedes" (mesial oder distal) sowie die „Recallteilnahme" untersucht.

9.3 Ergebnisse

9.3.1 Überlebenszeiten

9.3.1.1 Extensionsbrücken

Bei den Extensionsbrücken mussten im Beobachtungszeitraum insgesamt 16 Konstruktionen (22,5%) neuangefertigt werden (Tab. 9.3).

Unter anderem war in sieben Fällen die Extraktion von Pfeilerzähnen der auslösende Faktor. Dabei wurden in fünf Fällen jeweils ein Zahn und zweimal je zwei Zähne entfernt. Die Extraktionsrate belief sich somit, bei neun von 176 Pfeilerzähnen, auf 5,1%.

Tabelle 9.3: Anzahl der Neuversorgungsgründe

Neuversorgungsgründe	Extensionsbrücken (Anzahl)	Überspannte Brücken (Anzahl)
Pfeilerzahnextraktion	7	2
Sekundärkaries	2	4
Gerüstbruch	1	3
Keine Dokumentation	6	-
Anzahl insgesamt	16	9

Die mittlere errechnete Überlebensdauer lag bei 9,4 ± 0,3 Jahre (95%-Konfidenzintervall: 8,9-9,9 Jahre). Die 5-Jahres-Überlebenswahrscheinlichkeit betrug 93,0% und die 8-Jahres-Überlebenswahrscheinlichkeit 84,5% (Abb. 9.2). In der dazugehörenden Hazard-Funktion (Abb. 9.3) ist ein nahezu gleichmäßiger Anstieg des Verlustrisikos innerhalb der ersten Dekade nach Eingliederung der Extensionsbrücken erkennbar.

Bei einer „Pfeileranzahl" von „zwei Pfeilern" (54 Brücken) fand sich mit 9,6 ± 0,3 Jahre (95%-Konfidenzintervall: 9,0-10,2 Jahre) eine signifikant (p < 0,05) höhere mittlere Verweildauer als bei einer „Pfeileranzahl" von „drei und mehr Pfeilerzähnen" (17 Brücken), bei der die mittlere errechnete Verweildauer bei 8,4 ± 0,4 Jahre (95%-Konfidenzintervall: 7,5-9,2 Jahre) lag (Abb. 9.4)

Ein ebenfalls signifikanter Unterschied (p < 0,05) zeigte sich in Abhängigkeit von der „Lokalisation" (Abb. 9.5). So lag die mittlere Haltbarkeitsdauer von Extensionsbrücken im Oberkiefer bei 8,9 ± 0,4 Jahre (95%-Konfidenzintervall: 8,1-9,6 Jahre) und bei Brücken im Unterkiefer bei 10,0 ± 0,4 Jahre (95%-Konfidenzintervall: 9,2-10,7 Jahre).

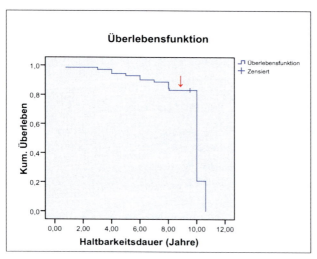

Abbildung 9.2: Überlebensfunktion aller Extensionsbrücken (Zielereignis: Neuversorgung), n = 71, Kaplan-Meier (roter Pfeil: es befinden sich nur noch 5 verbleibende Fälle in der Analyse)

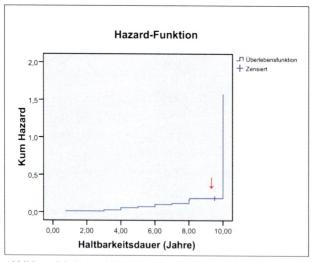

Abbildung 9.3: Hazard-Funktion aller Extensionsbrücken (Zielereignis: Neuversorgung), n = 71 (roter Pfeil: es befinden sich nur noch 5 verbleibende Fälle in der Analyse)

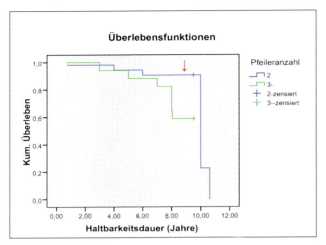

Abbildung 9.4: Überlebensfunktion der Extensionsbrücken (Zielereignis: Neuversorgung), n = 71, Kaplan-Meier, differenziert nach der „Pfeileranzahl" (roter Pfeil: es befinden sich nur noch 5 verbleibende Fälle in der Analyse

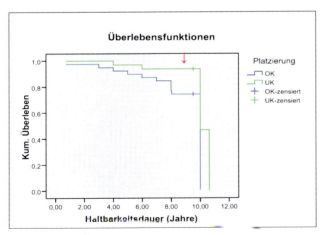

Abbildung 9.5: Überlebensfunktion der Extensionsbrücken (Zielereignis: Neuversorgung), n = 71, Kaplan-Meier, differenziert nach „Lokalisation" der Versorgung (roter Pfeil: es befinden sich nur noch 5 verbleibende Fälle in der Analyse)

Die Variablen „Patientengeschlecht und –alter", die „im versorgten Kiefer vorliegende Kennedy-Klasse", die „Art der Gegenkieferbezahnung" sowie die „Lage des Freiendgliedes" hatten keinen signifikanten Einfluss auf die Überlebensrate der untersuchten Extensionsbrücken.

Keiner der Patienten mit Extensionsbrücken nahm am regelmäßigen Nachsorgeprogramm teil, so dass die Variable „Recallteilnahme" statistisch nicht berücksichtigt werden konnte.

9.3.1.2 Cox-Regression

Im Cox-Modell konnte im Gegensatz zum Gruppenvergleich keine der betrachteten Variablen als möglicher Risikofaktor im Hinblick auf die Funktionsdauer der Extensionsbrücken identifiziert werden (jeweils p > 0,05).

9.3.1.3 Überspannte Brücken

Neun (22,0%) der überspannten Brücken mussten neu angefertigt werden (Tab. 9.3). Bei den zwei Fällen, die aufgrund von Pfeilerzahnextraktionen neuversorgt werden mussten, wurden einmal ein Zahn und einmal vier Zähne extrahiert. Somit wurden von den insgesamt 91 Pfeilerzähnen in dieser Gruppe fünf Zähne (5,5%) extrahiert.

Die mittlere Haltbarkeitsdauer betrug bei den überspannten Brücken 7,2 ± 0,9 Jahre (95%-Konfidenzintervall: 5,4-9,0 Jahre). Die 5-Jahres-Überlebensrate lag bei 57,4% (Abb. 9.6). In der graphischen Darstellung des Verlustrisikos (Abb. 9.7) zeigt sich direkt nach dem ersten Jahr ein mäßiger und nach dem dritten Jahr ein deutlicher Anstieg des Risikos für einen Funktionsverlust.

Ein signifikanter Unterschied (p < 0,05) in der mittleren Überlebensdauer zeigte sich mit 8,4 ± 0,9 Jahre (95%-Konfidenzintervall: 6,6-10,2 Jahre) bei einer „Pfeileranzahl" von „zwei" (n = 34) im Gegensatz zu 3,4 ± 0,5 Jahre (95%-Konfidenzintervall: 2,4-4,4 Jahre) bei einer „Pfeilerzahnanzahl" von „drei und mehr" (n = 7) (Abb. 9.8).

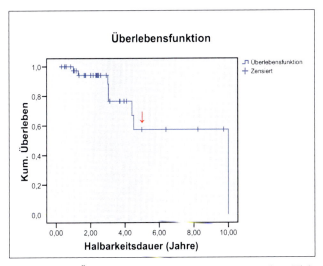

Abbildung 9.6: Überlebensfunktion der überspannten Brücken (Zielereignis: Neuversorgung), n = 41, Kaplan-Meier (roter Pfeil: es befinden sich nur noch 5 verbleibende Fälle in der Analyse)

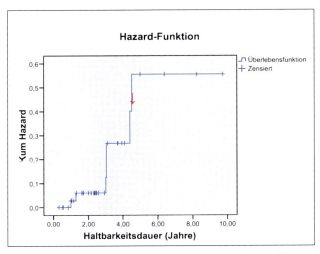

Abbildung 9.7: Hazard-Funktion der überspannten Brücken (Zielereignis: Neuversorgung), n = 41 (roter Pfeil: es befinden sich nur noch 5 verbleibende Fälle in der Analyse)

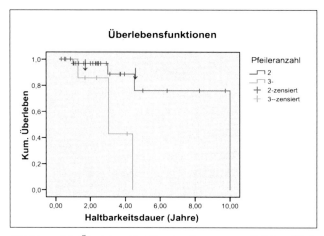

Überlebensfunktionen

Abbildung 9.8: Überlebensfunktion der überspannten Brücken (Zielereignis: Neuversorgung), n = 41, Kaplan-Meier, differenziert nach der „Pfeileranzahl" (roter Pfeil: es befinden sich nur noch 5 verbleibende Fälle in der Analyse)

Die übrigen Variablen „Patientengeschlecht und –alter", „Lokalisation" der prothetischen Versorgung, die „im versorgten Kiefer vorliegende Kennedy-Klasse" und die „Art der Gegenkieferbezahnung" zeigten in der univariaten Analyse keinen signifikanten Einfluss auf die Überlebensdauer der untersuchten überspannten Brücken.

Da nur fünf Patienten mit überspannten Brücken an den regelmäßigen Nachsorgeuntersuchungen teilnahmen, wurde auch in dieser Gruppe die Variable „Recallteilnahme" statistisch nicht ausgewertet.

9.3.1.4 Cox-Regression

Analog zum Gruppenvergleich konnte auch in der multivariablen Analyse mittels des Cox-Modells nur ein Einfluss der Variable „Pfeilerzahnanzahl" auf die Verweildauer der überspannten Brücken festgestellt werden. So wiesen überspannte Brücken mit einer „Pfeileranzahl" von „zwei" ein 7,4-fach geringeres Risiko auf ihre Funktion zu verlieren, als überspannte Brücken mit „drei und mehr Pfeilerzähnen". Die übrigen Faktoren erwiesen sich als nicht signifikant (jeweils p > 0,05) (Tab. 9.4).

Tabelle 9.4: Ergebnisse der Cox-Regression in der Gruppe der überspannten Brücken

Parameter	p-Wert	Koeffizient	Standard-Fehler	Hazard Ratio
Patientengeschlecht	0,526	-	-	-
Pfeilerzahnanzahl	0,037	-1,995	0,877	0,136
Lokalisation	0,784	-	-	-
Kennedy-Klasse	0,570	-	-	-
Gegenkieferbezahnung	0,625	-	-	-

9.3.2 Nachsorgeaufwand

In der Gruppe der Extensionsbrücken wurde im Beobachtungszeitraum eine Konstruktion (1,4%) wiederbefestigt, bei den überspannten Brücken mussten drei Versorgungen (7,3%) rezementiert werden. In zwei Fällen wurde bei den Extensionsbrücken (2,8%) eine Reparatur der Verblendung im Munde des Patienten mit einem dafür vorgesehenen Verblendungsreparatur-Set vorgenommen. In der Gruppe der überspannten Brücken wurde diese Maßnahme einmal (2,4%) durchgeführt.

9.4 Diskussion

9.4.1 Extensionsbrücken

Die in der vorliegenden Studie ermittelte Überlebensrate von 93,0% nach fünf Jahren für Extensionsbrücken liegt im Vergleich mit der Literatur im oberen Drittel, in welcher 5-Jahres-Überlebenswahrscheinlichkeiten zwischen 79 und 98%[51, 55, 170, 231, 311, 358] beschrieben wurden. Damit kommen die 5-Jahres-Überlebensraten von Extensionsbrücken durchaus auch an die Größenordnung von konventionellen Brückenkonstruktionen heran, die in diesem Zeitraum Überlebenswahrscheinlichkeiten zwischen 89 und 99%[13, 49, 51, 79, 80, 82, 83, 108, 187, 205, 206, 231, 239, 311, 342, 346, 358, 367, 393, 394, 412, 413, 432] aufweisen.

Der ermittelte Zusammenhang zwischen längerer Überlebensdauer der Extensionsbrücken und „Lokalisation" der Versorgung im Unterkiefer wird durch keine der berücksichtigten Literaturquellen bestätigt. In anderen Studien, die dieses Kriterium ebenfalls untersuchten, konnte kein signifikanter Unterschied zwischen einer „Lokalisation" im Ober- und Unterkiefer festgestellt werden.[84, 170, 358]

Die Variablen „Patientengeschlecht und –alter", die „im versorgten Kiefer vorliegende Kennedy-Klasse", die „Art der Gegenkieferbezahnung" sowie die „Lage des Freiendgliedes" hatten in der vorliegenden Untersuchung keinen signifikanten Einfluss auf die Überlebensrate.

Zu ähnlichen Ergebnissen kamen auch vergleichbare Studien[170, 231, 323, 358], die allerdings die o.g. Faktoren nur teilweise berücksichtigten.

Die ermittelte höhere Überlebenszeit in der Gruppe mit „zwei Pfeilerzähnen" im Gegensatz zur Gruppe mit „drei und mehr Pfeilern" wird in der Literatur jedoch gegenteilig gesehen. So fanden *Leempoel et al.*[231] zwar keine signifikanten aber tendenziell höhere Verweildauern mit steigender „Pfeilerzahl". Gleichwohl lässt sich analog zu Untersuchungen zu überspannten Brücken[79, 114] das in der vorliegenden Studie aufgefundene Ergebnis damit begründen, dass jeder integrierte Pfeilerzahn ein gewisses Komplikationsrisiko beinhaltet, was sich in der Summe negativ auf die Gesamtversorgung auswirkt.

Der Anteil von 22,5% Neuanfertigungen sowie deren Gründe decken sich wiederum mit den Angaben in der Literatur, genauso wie der beschriebene Nachsorgeaufwand.[55, 84, 143, 225, 309, 311]

Insgesamt weisen die Ergebnisse der vorliegenden Studie sowie die in der berücksichtigten Literatur darauf hin, dass Extensionsbrücken gegenüber den konventionellen Brückenversorgungen nicht schlechter zu bewerten sind und als echte Therapiealternative zum herausnehmbaren Zahnersatz angesehen werden können.[55, 158, 170, 225, 309, 323] Denn im Gegensatz zu diesem weisen auf der einen Seite Extensionsbrücken höhere Überlebenszeiten auf, auf der anderen Seite wird bezüglich der Faktoren oraler Komfort, Ästhetik und Kaueffizienz festsitzender Zahnersatz von den meisten Patienten bevorzugt.[55, 170, 323, 384]

9.4.2 Überspannte Brücken

Die in dieser Studie im Bereich der überspannten Brücken festgestellten Gründe für die Erneuerung einer Konstruktion sowie für die Nachbesserungsmaßnahmen decken sich weitgehend mit den Angaben der Literaturanalyse.[61, 79, 113, 114, 240]

Auch wird die aufgefundene niedrigere Überlebenszeit von Brücken, welche auf „drei oder mehr Zähnen" verankert waren, durch die Studien von *De Backer et al.*[79] sowie *Fayyad* und *Al-Raffe*[114] gestützt. Diese begründen ihre Ergebnisse damit, dass jeder einbezogene Pfeiler das Versagensrisiko einer festsitzenden Konstruktion erhöht. Letztendlich kommt es zu einer Summation der Risiken der einzelnen Zähne und somit zu einer Erhöhung der Komplikationswahrscheinlichkeit.

Die ermittelte Überlebenswahrscheinlichkeit von 88,3% nach drei Jahren und 57,4% nach fünf Jahren liegt hingegen deutlich unterhalb der Resultate[231, 240, 394, 442] in der vergleichbaren Literatur. *Leempoel et al.* berichteten z.B. von Überlebensraten von 98,7% nach einem Jahr, 96,6% nach fünf Jahren sowie 86,5% nach zehn bzw. 78,8% nach zwölf Jahren bei einer Anzahl von 223 berücksichtigten überspannten Brücken.[231] In einem systematischen Review von *Lulic et al.*, in dem unter anderem bewusst überspannte Brücken mit einbezogen wurden, fanden sich Überlebensraten von 96,4% nach fünf und 92,9% nach zehn Jahren.[240] *Valderhaug* und Mitarbeiter ermittelten bei einer Anzahl von 46 überspannten Brücken eine 5-Jahres-Überlebensrate von 97,8%, eine 10-Jahres-Rate von 81,7%, eine 15-Jahres-Rate von 62,2% sowie eine Rate von 62,2% bzw. 57,1% nach 20 bzw. 25 Jahren.[394] Dabei wird bei vielen Untersuchungen[79, 114, 240, 440-442] in Bezug auf die Überlebenswahrscheinlichkeit der Brückenkonstruktionen auf den Faktor einer engmaschigen Nachsorge verwiesen und besonders neben einer adäquaten Mundhygiene die unterstützende Parodontaltherapie als Erfolgsgarant hervorgehoben. Ebenso sehen *Nyman* und *Ericsson* bei Patienten mit reduziertem Gesamtdesmodont neben einer regelrechten Okklusion die parodontale Prophylaxe bzw. Nachsorge als erfolgsentscheidenden Faktor an.[283]

Somit lassen diese Feststellungen die Hypothese zu, dass die fehlende Überwachung insbesondere der parodontalen Situation das Resultat in der vorliegenden Studie negativ beeinträchtigt hat. Inwieweit andererseits eine strukturierte Nachsorge die Überlebenszeiten positiv beeinflusst hätte, kann aufgrund der ungenügenden Teilnahme am regelmäßigen Recallprogramm nicht beantwortet werden. Auch konnte bei der Analyse der Daten nicht festgestellt werden, wie viele parodontal vorgeschädigte Pfeilerzähne eventuell in die überspannten Brückenkonstruktionen miteinbezogen wurden.

In diesem Zusammenhang ist zu bedenken, dass überspannte Brücken früher bei entsprechender Restgebisskonfiguration die einzige Möglichkeit darstellten, festsitzenden Zahnersatz (konventionell) anzufertigen, während heute zunehmend durch Implantation versucht wird, diese Risikokonstruktionen zu vermeiden. Scheut jedoch ein Patient den mit der Implantation verbundenen Aufwand, der insbesondere bei solchen Patienten groß ist (Knochenaufbau), bei denen der Zahnverlust durch parodontale Schädigung eingetreten ist, so bleibt weiterhin die überspannte Konstruktion als Alternative. Die so entstehende Patientenpopulation kommt daher eigentlich einer Negativauswahl gleich und erklärt auch die relativ geringe Patientenanzahl in der vorgestellten Beobachtungsstudie.

Auf jeden Fall weisen die Ergebnisse im Kontext mit der Literaturanalyse darauf hin, dass, wenn überspannte Konstruktionen geplant werden, die Pfeilerzähne sorgfältig ausgesucht werden sollten.

10 Klinische Bewährung von implantatgestütztem festsitzendem und herausnehmbarem Zahnersatz

10.1 Einleitung

Zur Versorgung fehlender Zähne hat sich in den letzten Jahren vorzugsweise implantatgestützter Zahnersatz als Alternative zu den konventionellen Therapieformen durchgesetzt.[1, 18, 38, 47, 188, 215, 219, 220, 235, 273, 308, 313] Dieser Trend ist besonders in der Gruppe der Erwachsenen und Senioren deutlich erkennbar. Fast 60% der Implantatpatienten sind 50 Jahre und älter.[47] Je nach Ausgangssituation und vor allem Implantatanzahl kann dann die Versorgung mittels herausnehmbarer oder festsitzender Suprakonstruktionen erfolgen.[223] Allerdings wird für beide implantatgestützte Zahnersatzarten ein relativ hoher Nachsorgebedarf beschrieben.[11, 91, 177, 179, 188, 270, 308, 311, 313, 336, 355, 421, 428]

Da dieser Aspekt in der zahnärztlich-wissenschaftlichen Literatur für die beiden implantatgetragenen Versorgungsarten in der Regel bisher nur getrennt betrachtet wurde, war es das Ziel der vorliegenden Untersuchung, neben der Evaluierung der klinischen Bewährung von implantatgestütztem Zahnersatz zu untersuchen, ob eventuell Unterschiede bei den Instandhaltungsmaßnahmen zwischen festsitzenden und herausnehmbaren Suprakonstruktionen bestehen.

10.2 Material und Methode

Bei der folgenden retrospektiven Longitudinalstudie wurden ausschließlich implantatgestützte Konstruktionen analysiert, die zwischen 2004 und 2009 hergestellt und eingegliedert wurden. Von zunächst 270 identifizierten Patienten wurden 34 aufgrund unvollständiger Datensätze (fehlende Daten nach Eingliederung) nicht in die Statistik miteinbezogen.

Um eine Vermischung der Variabilität zwischen den einzelnen Patienten und der Variabilität innerhalb eines Patienten zu verhindern sollte nur eine Versorgung pro Patient in die Überlebenszeitanalyse miteinbezogen werden.[279] So wurde pro Patient randomisiert eine Konstruktion ausgewählt und schlussendlich 236 Patienten mit 236 Suprakonstruktionen (Abb. 10.1 und Tab. 10.1) auf insgesamt 579 Implantaten (211 im OK, 368 im UK) in die Analyse einbezogen.

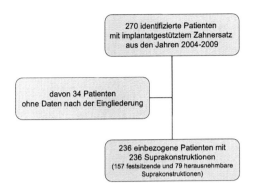

Abbildung 10.1. Suchstrategie der Studienpopulation mit implantatgestütztem Zahnersatz

Tabelle 10.1: Geschlecht, Durchschnittsalter und Lokalisation beim festsitzenden und herausnehmbaren implantatgestützten Zahnersatz

	Geschlecht ♀ ♂		Ø Alter (Jahre)	Lokalisation OK UK	
Festsitzender ZE (n = 157)	79	78	44,7 ± 16,4	80	77
Herausnehmbarer ZE (n = 79)	36	43	63,5 ± 10,3	17	62
Gesamt (n = 236)	115	121	51,0 ± 17,1	97	139

Die 157 festsitzenden implantatgestützten Versorgungen unterteilten sich in 142 (90,4%) Einzelkronen (76 im OK, 66 im UK) und 15 (9,6%) Brückenkonstruktionen (4 im OK, 11 im UK) auf insgesamt 192 Implantaten.

Die häufigste Versorgungsart beim herausnehmbaren implantatgetragenen Zahnersatz waren mit 96,2% teleskopverankerte Konstruktionen (n = 76; 17 im OK, 59 im UK). Die übrigen drei Versorgungen (3,8%) waren stegverankerte Prothesen im Unterkiefer. Die herausnehmbaren Konstruktionen waren auf insgesamt 387 Implantaten gestützt. Am Häufigsten wurden dabei im Oberkiefer 8 und im Unterkiefer 4 Implantate verwendet (Abb. 10.2 und 10.3).

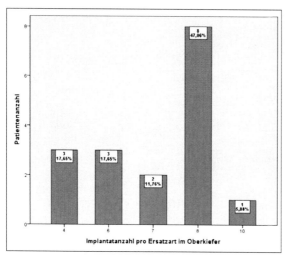

Abbildung 10.2: Implantatanzahl beim herausnehmbaren ZE im Oberkiefer (n = 17)

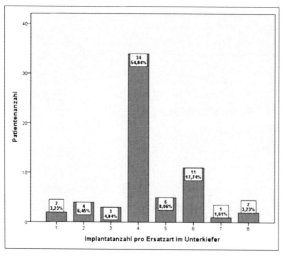

Abbildung 10.3: Implantatanzahl beim herausnehmbaren ZE im Unterkiefer (n = 62)

Die mittlere Beobachtungsdauer betrug 15,8 ± 15,4 Monate (Maximum 66,0 Monate). Wie viele implantatgestützte Konstruktionen nach einer bestimmten Zeitdauer nach Eingliederung unter Beobachtung standen, ist in der Tabelle 10.2 aufgeführt.

Als möglicher Einflussfaktor wurde das „Patientengeschlecht", die „Versorgungsart" (festsitzend/herausnehmbar), die „Lokalisation" der Versorgung, die „Gegenkieferbezahnung" (Tab. 10.3), die „Teilnahme am Nachsorgeprogramm" sowie „durchgeführte Instandhaltungsmaßnahmen" berücksichtigt.

Tabelle 10.2: Anzahl der Konstruktionen unter Beobachtung

	1. Jahr	2. Jahr	3. Jahr	4. Jahr	≥ 5 Jahre
Festsitzender implantatgestützter Zahnersatz, n = 157	157	76	38	20	7
Herausnehmbarer implantatgestützter Zahnersatz, n = 79	79	38	23	10	3
Gesamt	236	114	61	30	10

Tabelle 10.3: Art der Gegenkieferbezahnung differenziert nach Versorgungsart

	Gegenbezahnung				
	nat. Zähne	fest. ZE	heraus. ZE	Implantat	k. A.
Festsitzender ZE (n = 157)	73	54	11	16	3
Herausnehmbarer ZE (n = 79)	0	7	53	18	1
Gesamt (n = 236)	73	61	64	34	4

113 Patienten (47,9%) haben mindestens einmal am Nachsorge- bzw. Recallprogramm teilgenommen. Davon waren 51,3% Frauen und 48,7% Männer bzw. 74 Patienten (65,6%) mit festsitzendem implantatgestütztem Zahnersatz und 39 Patienten (34,4%) mit herausnehmbarem implantatgetragenem Ersatz.

10.3 Ergebnisse

10.3.1 Überlebenszeiten

Während des Beobachtungszeitraumes mussten neun Versorgungen (3,8%), sieben festsitzende (fünf im Oberkiefer, zwei im Unterkiefer) und zwei herausnehmbare (jeweils einmal im Ober- und Unterkiefer) Konstruktionen neuangefertigt werden. Die Gründe für die Neuanfertigungen sind in Tabelle 10.4 aufgeführt. Die mittlere Haltbarkeitsdauer aller untersuchten implantatgestützten Versorgungen betrug 59,8 ± 2,3 Monate (95%-Konfidenzintervall: 55,3-64,4 Monate). Die 3-Jahres-Überlebensrate lag bei 90,2% (Abb. 10.4). In der dazugehörigen Hazard-Funktion (Abb. 10.5) war eine deutliche Erhöhung des Verlustrisikos mit zunehmender Verweildauer ablesbar. War der Anstieg innerhalb der ersten drei Jahre nach Eingliederung der Suprakonstruktionen relativ gleichmäßig, stieg das Risiko für einen Funktionsverlust nach dem dritten Jahr deutlich an.

Nach drei Jahren waren noch 87,7% der festsitzenden und 94,9% der herausnehmbaren Einheiten in situ. Die mittlere Haltbarkeitsdauer für festsitzenden implantatgetragenen Zahnersatz betrug 57,8 ± 3,1 Monate (95%-Konfidenzintervall: 51,7-63,9 Monate) und für herausnehmbare implantatgetragene Versorgungen 63,5 ± 1,8 Monate (95%-Konfidenzintervall: 59,97-66,97 Monate). Der Unterschied war jedoch nicht signifikant (p > 0,05).

Dahingegen wies implantatgetragener Zahnersatz im Unterkiefer mit einer mittleren Überlebenszeit von 62,7 ± 1,9 Monaten (95%-Konfidenzintervall: 59,0-66,5 Monate) eine signifikant (p < 0,05) höhere Überlebenswahrscheinlichkeit auf als implantatgestützter Zahnersatz im Oberkiefer, der auf eine mittlere Verweildauer von 53,2 ± 2,6 Monate (95%-Konfidenzintervall: 48,0-58,3 Monate) kam. Die kumulierte 3-Jahres-Überlebensrate betrug im Unterkiefer 91,7% und im Oberkiefer 88,5% (Abb. 10.6).

Tabelle 10.4: Neuanfertigungsgründe (n = 9)

Gründe für eine Neuanfertigung	Festsitzender ZE	Herausnehmbarer ZE
Verblendungsbruch	3	-
Friktionsverlust	-	2
Gerüstbruch	1	-
Ästhetik	1	-
Abutmentfraktur	1	-
Implantatfraktur	1	-

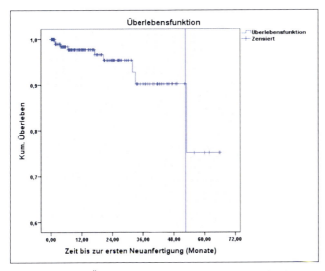

Abbildung 10.4: Überlebensfunktion in Monaten aller implantatgestützten Konstruktionen (Zielereignis: Neuversorgung), n = 236, Kaplan-Meier (senkrechte Markierung: es befinden sich weniger als 5 verbleibende Fälle in der Analyse)

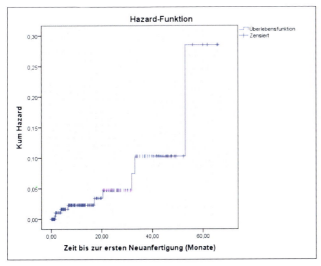

Abbildung 10.5: kumulative Hazard-Funktion in Monaten aller implantatgestützten Konstruktionen (Zielereignis: Neuversorgung), n = 236

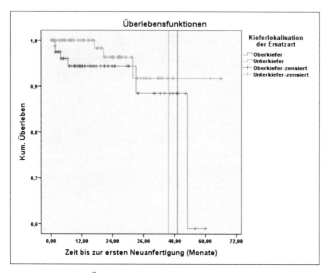

Abbildung 10.6: Überlebensfunktion in Monaten in Abhängigkeit von der „Lokalisation" (Zielereignis: Neuversorgung), n = 236, Kaplan-Meier (senkrechte Markierung: es befinden sich nur noch 5 verbleibende Fälle in der Analyse)

Im Bezug auf die Variablen „Patientengeschlecht", „Versorgungsart" (festsitzend/herausnehmbar), „Gegenkieferbezahnung", „Teilnahme am Nachsorgeprogramm" sowie „durchgeführte Instandhaltungsmaßnahmen" konnte ein Einfluss auf die Überlebenswahrscheinlichkeit der implantatgestützten Konstruktionen nicht nachgewiesen werden (p > 0,05).

10.3.2   Nachsorgeaufwand

Bei 79 Versorgungen waren im Beobachtungszeitraum insgesamt 182 Nachsorgemaßnahmen (Tab. 10.5) notwendig. Dabei lag die mittlere Verweildauer bis zur ersten Maßnahme bei 34,2 ± 2,7 Monate (95%-Konfidenzintervall: 29,0-39,4 Monate) (Abb. 10.7). Nachsorgemaßnahmen fanden bei Patienten mit herausnehmbarem implantatgetragenem Zahnersatz früher statt, als bei Patienten mit festsitzendem implantatgestütztem Ersatz (Abb. 10.8 und Tab. 10.6). Der aufgefundene Unterschied bezüglich der Überlebenszeit war dabei höchst signifikant (p < 0,001).

Tabelle 10.5: Art und Anzahl der Nachsorgemaßnahmen

Nachsorgemaßnahmen	Festsitzender Zahnersatz		Herausnehmbarer Zahnersatz		Gesamt	
	Häufigkeit	Prozent%	Häufigkeit	Prozent%	Häufigkeit	Prozent%
Druckstellenentfernungen	-	-	63	47,7	63	34,6
Lockerung der Verbindungsschrauben	41	82,0	8	6,1	49	26,9
Unterfütterungen	-	-	27	20,5	27	14,8
Friktionsverbesserung	-	-	16	12,1	16	8,8
Kunststoffreparaturen	-	-	16	12,1	16	8,8
Verblendungsreparatur	9	18,0	2	1,5	11	6,1
Gesamt	50	100,0	132	100,0	182	100,0

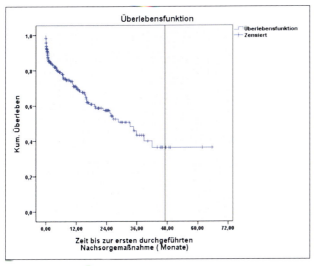

Abbildung 10.7: Überlebensfunktion in Monaten bis zur ersten Nachsorgemaßnahme, n = 236, Kaplan-Meier (senkrechte Markierung: es befinden sich nur noch 5 verbleibende Fälle in der Analyse)

Tabelle 10.6: Mittlere Verweildauer in Monaten bis zur ersten Nachsorgemaßnahme in Abhängigkeit von der „Versorgungsart"

Versorgungsart	Mittelwert (Monate)			
	Schätzer	Standard-fehler	95%-Konfidenzintervall	
			Untere Grenze	Obere Grenze
Festsitzender Zahnersatz	41,951	3,261	35,560	48,341
Herausnehmbarer Zahnersatz	18,043	2,349	13,439	22,648
Gesamt	34,220	2,653	29,020	39,420

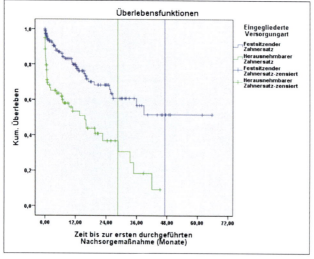

Abbildung 10.8: Überlebensfunktion in Monaten bis zur ersten Nachsorgemaßnahme in Abhängigkeit von der „Versorgungsart", n = 236, Kaplan-Meier (senkrechte Markierung: es befinden sich nur noch 5 verbleibende Fälle in der Analyse)

War der Gegenkiefer mit konventionellem herausnehmbarem Zahnersatz versorgt, zeigte sich eine signifikant kürzere Überlebensdauer bis zur ersten Nachsorgemaßnahme als bei Gegenkiefern mit konventionellem festsitzendem Zahnersatz (p < 0,001) oder als bei implantatgetragenem Ersatz bzw. natürlicher Bezahnung (beide p < 0,05) (Abb. 10.9 und Tab. 10.7).

Tabelle 10.7: Mittlere Verweildauer in Monaten bis zur ersten Nachsorgemaßnahme in Abhängigkeit von der „Gegenkieferbezahnung"

Gegenkiefer-bezahnung	Mittelwert (Monate)			
	Schätzer	Standard-fehler	95%-Konfidenzintervall	
			Untere Grenze	Obere Grenze
Festsitzender Zahnersatz	46,464	4,499	37,647	55,282
Herausnehmbarer Zahnersatz	21,369	3,834	13,855	28,884
Natürlicher Zahn	27,255	3,025	21,326	33,184
Implantatgetragener Zahnersatz	32,510	3,470	25,709	39,311
Gesamt	33,884	2,656	28,678	39,090

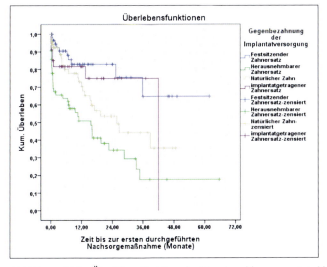

Abbildung 10.9: Überlebensfunktion in Monaten bis zur ersten Nachsorgemaßnahme in Abhängigkeit von der „Gegenkieferbezahnung", n - 236, Kaplan-Meier

Die Variablen „Patientengeschlecht", „Lokalisation" der Versorgung sowie die „Teilnahme am Nachsorgeprogramm" hatten keinen signifikanten (p > 0,05) Einfluss auf die Verweildauer der implantatgestüzten Komplexe bis zur ersten Nachsorgemaßnahme.

10.3.3 Cox-Regression

Bei der multivariablen Analyse mit Hilfe des Cox-Modells konnte im Gegensatz zum Gruppenvergleich kein signifikanter Einfluss der erwähnten Faktoren (bei allen Variablen p > 0,05) auf die Überlebenszeit der implantatgestützten Versorgungen bis zur Neuversorgung festgestellt werden. Ebenso wurde beim herausnehmbarem implantatgetragenem Zahnersatz bei der multifaktoriellen Analyse kein Einfluss (p > 0,05) der Variablen auf die Verweildauer bis zur ersten Nachsorgemaßnahme ermittelt. Lediglich beim festsitzenden implantatgetragenen Ersatz konnte bezogen auf die Verweildauer bis zur ersten Nachsorgemaßnahme in der Cox-Regression der Faktor „Gegenkieferbezahnung" als Risikofaktor identifiziert werden. War der Gegenkiefer ebenfalls mit implantatgetragenem Zahnersatz versorgt, zeigte sich ein um ca. 70% niedrigeres Verlustrisiko der Konstruktion bis zur ersten Nachsorgemaßnahme (p = 0,015; Koeffizient = -1,195; Standard-Fehler = 1,039; Hazard Ratio = 0,303).

10.3.4 Implantatverlust

Während des Beobachtungszeitraumes gingen 14 (2,4%) Implantate verloren. Zwei Implantate waren frakturiert und zwölf mussten aufgrund starker Lockerung nach vorheriger Periimplantitis entfernt werden. Betroffen waren neun Patienten, wobei bei fünf Patienten jeweils ein Implantat, bei drei Patienten zwei Implantate und bei einem Patient drei Implantate entfernt werden mussten. Sechs dieser Patienten mit insgesamt elf entfernten Implantaten waren mit herausnehmbarem Zahnersatz versorgt, der nach dem Implantatverlust in umgearbeiteter Form auf den restierenden Implantaten weiter in Funktion blieb. Bei den übrigen drei Patienten, welche jeweils ein Implantat verloren, waren Freiendsituationen mit festsitzendem Zahnersatz versorgt. Zwei Brückenversorgungen, bei denen jeweils die endständigen Implantate entfernt wurden, wurden zu Einzelkronen umgearbeitet. Im übrigen Fall wurde wiederholt implantiert und das neue Implantat wieder mit einer Einzelkrone versorgt.

10.4 Diskussion

Die in der vorliegenden Beobachtungsstudie ermittelte 3-Jahres-Überlebensrate von 87,7% für festsitzenden implantatgetragenen Zahnersatz liegt geringfügig unterhalb der Werte in der berücksichtigten Literatur, in der Überlebensraten zwischen 89,6% und 100% nach drei

Jahren für festsitzende Suprakonstruktionen angegeben werden.[6, 7, 14, 20, 177, 216, 226, 333, 356] Dies kann zum einen darin liegen, dass die meisten anderen Studien keine patientenabhängige Auswertung (eine Versorgung pro Patient) vorgenommen haben und demnach geringere Misserfolgsraten aufweisen. Zum anderen haben einige Studien[14, 20, 226] die Überlebenszeiten mittels Input-Output-Statistik berechnet. Diese angewandte Quotientenbildung aus allen fehlgeschlagenen Einheiten zu allen eingesetzten Einheiten hat als Resultat eher überbewertete Daten. Gleichwohl gaben die Ergebnisse auch Anlass dazu, abteilungsintern im Sinne der Qualitätssicherung Ursachenforschung zu betreiben. Dabei stellten sich insbesondere zahntechnische Verarbeitungsprobleme heraus.

Die ermittelte 3-Jahres-Überlebensrate von 94,9% für herausnehmbaren implantatgetragenen Zahnersatz entspricht hingegen wieder weitgehend den Angaben in der Literatur. Dort werden für denselben Zeitraum Überlebensraten von 73,3-100% beschrieben.[99, 101, 167, 208, 217, 219, 223, 270, 333]

Die aufgefundene geringere Überlebensdauer von implantatgestützten Versorgungen im Oberkiefer wird durch einige Literaturquellen bestätigt.[167, 174, 180, 185, 188, 189, 333, 428] So beschreiben *Jung et al.*[188, 189] mehr Gerüst- und Verblendungsbrüche sowie Neuanfertigungen aufgrund ästhetischer Belange bei Suprakonstruktionen im Oberkieferfrontzahnbereich, wofür die verwendete Vollkeramik verantwortlich gemacht wird. Auch in der vorgelegten Untersuchung mussten fünf implantatgestützte Vollkeramikkronen aufgrund der Fraktur des Gerüstes bzw. der Verblendung und/oder des keramischen Abutments erneuert werden. *Hutton* und Mitarbeiter berichten sogar von einem neunmal höheren Verlustrisiko für Suprakonstruktionen im Oberkiefer im Vergleich zum Unterkiefer.[167] Sie sehen dies, wie andere Autoren[174, 180, 185, 333, 428] auch, in der häufig schlechteren Knochenqualität und – quantität im Oberkiefer begründet, welche wiederum in einer geringeren Überlebensrate der Implantate und somit auch der gesamten Versorgung im Oberkiefer mündet. In der vorliegenden Arbeit mussten jedoch keine Neuanfertigungen im Oberkiefer aufgrund von Implantatverlusten durchgeführt werden. Im Gegensatz zu dem oben genannten konnten *Lekholm et al.*[235] sowie *Naert et al.*[273] indes keinen Zusammenhang zwischen der „Lokalisation" der Versorgung und der Überlebenswahrscheinlichkeit feststellen.

Die Gründe für Neuanfertigungen und Nachsorgemaßnahmen decken sich aber wieder mit denen in der Literatur.[1, 6, 11, 16-18, 20, 22, 23, 38, 45, 49, 50, 63, 91, 100-102, 105, 133, 134, 141, 153, 154, 174-177, 179, 182, 185, 188, 189, 196, 208, 215-218, 220, 221, 223, 234, 235, 244, 258, 270, 290-293, 308, 311, 313, 337, 403, 421, 428, 439, 450, 458]

Ebenso wird der festgestellte höhere und zeitlich frühere notwendige Nachsorgebedarf bei herausnehmbarem implantatgetragenem Zahnersatz durch andere Studien gestützt.[31, 179, 198, 208]

Berglundh et al. beschrieben z.b. in ihrem systematischen Review eine im Vergleich zu festsitzendem implantatgetragenem Zahnersatz vier- bis zehnmal höhere prothetische Komplikationsrate bei auf Implantaten verankertem herausnehmbarem Ersatz.[31] Dabei waren in erster Linie die Bauteile betroffen, welche die Verbindung zwischen Implantat und der Suprakonstruktion sicherstellen sollten. Ein Grund dafür könnte die höhere Anzahl an Einzelkomponenten bei herausnehmbaren Konstruktionen und die damit verbundene höhere Anfälligkeit für Verarbeitungs- und Anwendungsfehler sowie Verschleißerscheinungen sein. Auch das Ergebnis einer geringeren Haltbarkeitsdauer bis zur ersten durchgeführten Nachsorgemaßnahme bei einer „Gegenkieferversorgung" mit konventionellem herausnehmbarem Zahnersatz wird durch eine ähnliche Untersuchung von *Purcell et al.*[319] unterstützt. Sie fanden bei einem Patientengut von 46 Personen, die im Oberkiefer mit einer Totalprothese und im Unterkiefer mit implantatgestützten Prothesen versorgt waren, einen deutlich erhöhten Nachsorgebedarf für die implantatverankerten Konstruktionen. Begründet wurden die aufgefundenen Ergebnisse mit der mangelhaften Stabilität des herausnehmbaren Zahnersatzes im Gegenkiefer und den möglichen daraus resultierenden Problemen mit der Okklusion. Auch vermuteten die Autoren eine stärkere Knochenatrophie unter dem herausnehmbaren Ersatz, da der betroffene Kiefer nun im Gegensatz zum implantatversorgten Kiefer der „schwächere" sei.[319]

Die Gründe für die Entfernung von Implantaten sowie die Verlustrate von 2,4% sind weitgehend mit den Ergebnissen anderer Arbeiten vergleichbar, in denen Verlustraten von 0% bis 5,2% nach drei Jahren beschrieben werden.[6, 7, 14, 20, 99, 177, 208, 216, 217, 219, 223, 226, 270, 356] In zwei Studien über denselben Zeitraum wurden sogar Verlustraten von 13,6%[167] bzw. 20,7%[101] angegeben, wobei jedoch in diesen Studien hauptsächlich herausnehmbarer implantatgestützter Zahnersatz untersucht wurde, der über Stege bzw. Kugelköpfe verankert war. In der vorliegenden Arbeit befanden sich in der Gruppe des herausnehmbaren implantatgetragenen Ersatzes 96,2% teleskopverankerte Konstruktionen (n = 76) und lediglich 3,8% (n = 3) stegverankerte Prothesen.

Schlussendlich müssen noch neben der kurzen Beobachtungsdauer und der höchstwahrscheinlich daraus resultierenden geringen Anzahl an beobachteten Ereignissen die unterschiedlichen Gruppengrößen (festsitzender implantatgestützter ZE = 157 und herausnehmbarer implantatgestützter ZE = 79) als methodische Schwierigkeiten der vorliegenden Studie angesehen werden.

11 Gesamtdiskussion

Die wachsenden ökonomischen und qualitätsbezogenen Probleme im Gesundheitswesen haben dazu geführt, dass das Wissenschaftsgebiet der Versorgungsforschung in den letzten Jahren weltweit an Popularität gewonnen hat.[21, 88, 286, 304] Durch Generierung von Daten und Wissen über das Versorgungssystem und seine Einflussfaktoren versucht diese dritte Säule der Wissenschaft,[43, 286, 400] aktiv zur Bewältigung der Probleme beizutragen.[21, 304] So dienen die Erkenntnisse aus der Versorgungsforschung den Akteuren in diesem System – Praktikern, Wissenschaftlern und Gesundheitspolitikern[21, 304] – zunehmend als Entscheidungsgrundlagen, „um medizinisch effektiv und ökonomisch effizient handeln zu können."[56] Dies bedeutet nicht zuletzt, dass die durch Versorgungsforschung gewonnenen Ergebnisse zukünftig auch eine wichtige Basis für die Verteilung von Ressourcen sein werden.[40]

Vor diesem Hintergrund hat auch in der Zahnmedizin speziell die anwendungsbezogene Versorgungsforschung in jüngerer Zeit einen enormen Stellenwert eingenommen. Dabei macht die primäre Ausrichtung auf die Versorgungsrealität im klinischen Alltag[406] und die Fokussierung auf ein zahnärztlich, patientenorientiertes Handeln dieses junge Forschungsfeld der Gesundheitswissenschaften[286] für die zahnärztliche Tätigkeit so wertvoll. Dies betrifft insbesondere die Ebene der Outcomeforschung, welche „Versorgungskonzepte und konkrete Versorgungsstrukturen und -prozesse in der Alltagswirklichkeit" analysiert.[304]

11.1 Anwendungsorientierte zahnärztlich-prothetische Versorgungsforschung

Ein hervorragendes Beispiel für die Relevanz der Outcomeforschung in der Zahnmedizin ist die Evaluierung der Bewährung zahnmedizinischer Therapeutika, wie sie vor allem im Teilgebiet der Zahnärztlichen Prothetik mit Hilfe von Verweildauer- bzw. Überlebenszeitanalysen durchgeführt wird. Die darin gewonnenen Erkenntnisse sind unter anderem für Therapieplanungen und -entscheidungen[78, 79, 245, 252, 264, 350] sowie zur Qualitätssicherung unerlässlich.[29, 138, 203, 238, 312] Auch wird vor dem Hintergrund der ständig steigenden Vielfalt an Materialien und Therapiemöglichkeiten die Beantwortung der zentralen Fragen der anwendungsorientierten zahnmedizinischen Versorgungsforschung, wie erfolgreich etablierte Therapiemaßnahmen in der täglichen Routine sind und welche Faktoren diese beeinflussen, zunehmend wichtig.[79] Denn „in dem Versorgungssystem herrschen nicht nur einfache Ursache-Wirkungs-Beziehungen vor, sondern sehr oft auch Wechselwirkungen und Rückkoppelungsprozesse."[304] In dieser Beziehung erlauben die oftmals angewandten retrospektiven Longitudinalstudien wie keine andere Untersuchungsmethode in der Outcomeforschung die Wiedergabe zeitlicher Entwicklungen und die Bewertung des Einflusses verschiedener klinischer Variablen auf den mit einem bestimmten Versorgungsmedium erzielbaren langfristigen Behandlungserfolg,[27, 202-204, 358, 459] da sie in der Regel eine fast vollständige Übersicht über die Funktionsdauer der Versorgungen seit dem Eingliederungszeitpunkt erlauben.[203] Derartige patientenbezogene klinische Beobachtungsstudien zur Verweildauer sind laut *Kerschbaum* eine „wichtige Informationsquelle über die Bewährung von Zahnersatz und seiner Langzeit(neben)wirkungen." ... „Ziel derartig aufbereiteter Daten ist es, das Typische und Verallgemeinerungsfähige, die Regelhaftigkeit als Ergebnis der Untersuchung vieler Einzelfälle herauszuarbeiten."[202] Dabei sind diese klinischen Studien durch keine in vitro-Untersuchungen oder gar Simulationen am Computer ersetzbar.[203]

Gleichwohl kann die digitale Technik zur Erfassung und Generierung der für diese Art von Studien benötigten Daten genutzt werden. So waren die vorgestellten Untersuchungen dieser Habilitationsschrift im Detail auch nur durch die EDV-gestützte Patientenverwaltung mittels der eigens entwickelten Dokumentationssoftware (MZD-Software) möglich. Zwar existierte in der Poliklinik für Zahnärztliche Prothetik schon vor der Einführung des MZD-Systems eine strukturierte Patientendokumentation (siehe Kapitel 4.1), allerdings erlaubte erst die 2003/2004 etablierte digitale Datenbank die systematische Erhebung von Patientendaten und -befunden in diesem Ausmaße. Dabei sah das Konzept des MZD-Systems bei seiner Einführung eine kontinuierliche Datenerfassung mit dem Ziel einer dann wissenschaftlichen retrospektiven Betrachtung und Nutzung der Daten vor. Nach Wissensstand des Autors wird in keiner anderen Universitätszahnklinik eine so umfangreiche und wissenschaftlich ausgerichtete Dokumentations-Software eingesetzt. Da „Zahnersatz – bis auf wenige Ausnahmen – immer auf Langzeitwirkungen abzielt,"[203] ist das System auch bewusst langfristig angelegt worden, denn die Schwierigkeit bei allen Langzeituntersuchungen liegt darin, dass relevante Ereignisse erst nach Ablauf mehrerer Jahre erkennbar sind.[203] Auch sind die Art und Anzahl der einflussnehmenden Variablen am Anfang nicht bekannt, so dass eine unvorstellbar große Datenmenge erfasst werden müsste. So umfasst beispielsweise das DFG-Projekt zur „Therapie der verkürzten Zahnreihe", an dem auch die Poliklinik für Zahnärztliche Prothetik der Justus-Liebig-Universität Gießen beteiligt ist, fast 10000 verschiedene Einzelvariablen (ein Sondierungsbefund mit sechs Feldern pro Zahn stellt bereits 192 Einzelvariablen dar!). Dementsprechend wurde der Datenerhebungsumfang für die prospektive Dokumentation bereits angepasst, ist aber evtl. immer noch zu umfangreich. Ein Beleg dafür zeigt sich darin, dass trotz regelmäßig erfasster Daten bei der Nachsorge zu viele Einzeldaten fehlten, so dass eine verlässliche Auswertung nicht möglich war und in der vorliegenden Arbeit deshalb darauf verzichtet wurde. Dass eine umfangreiche Datenerfassung mittels des MZD-Systems durchaus möglich ist, zeigt exemplarisch das bereits erwähnte DFG-geförderte Projekt zur „Therapie der verkürzten Zahnreihe", bei dem die Gießener Abteilung eine Recall-Quote von über 90% vorweisen kann. Solch eine hohe Recall-Quote wäre sicherlich im Rahmen von Beobachtungsstudien bei Verweildaueranalysen äußerst interessant. So aber stammt ein Großteil der Daten in den eigenen Untersuchungen von Patienten, die sich nur bei Problemen vorstellten, was sicherlich zu einer Überschätzung der Komplikationen und Misserfolge und damit zu einem Bias führte. Da im Gegensatz zu anderen vergleichbaren Studien, die höhere Überlebenszeiten aufwiesen, nicht versucht wurde Patienten aktiv zu Nachuntersuchungen zu rekrutieren, stellen die Patientenpopulationen teilweise eine spezielle Klientel dar. Somit entsprechen die Patientendaten allerdings in jedem Fall der „ungeschönten" klinischen Versorgungsrealität. Letztendlich ist aber exakt diese begleitende Analyse von Versorgungskonzepten in der (klinischen) Alltagswirklichkeit das Hauptanliegen der anwendungsorientierten zahnmedizinischen Versorgungsforschung.

Indes kann nur eine große Anzahl an Daten, insbesondere auch aus der täglichen Praxis, die Versorgungsrealität optimal darstellen,[40] denn die in den vorgestellten Untersuchungen gewonnenen Ergebnisse basieren – wie bereits erwähnt – ausschließlich auf Behandlungen an einer Universitätszahnklinik. Gleichwohl sind die Resultate der prothetischen Versorgungen aus den größtenteils studentischen Kursen mit denen aus den Praxen vergleichbar, wird doch die mangelnde Routine der Studenten durch konsequente Anleitung und permanente Supervision nivelliert.[29, 78, 383, 393] Schlussendlich kann jedoch eines der primären Ziele der anwendungsorientierten Versorgungsforschung, „die Effektivität von Versorgungsstrukturen und -prozessen unter realen Bedingungen im Versorgungsalltag zu untersuchen",[320] nicht allein durch universitäre Einrichtungen erbracht werden. Um den Versorgungsalltag realistisch darzustellen, ist es notwendig, die praktisch tätigen Zahnärzte mit einzubinden.[21, 40, 51] Eine Form der Mitarbeit könnten dabei so genannte Praxisnetzwerke darstellen. Erste Ergebnisse aus den USA sprechen für diese Art der Zusammenarbeit, auch wenn die Quote interessierter Zahnärzte bei direkten Kontaktversuchen unter zehn Prozent lag.[320] Ähnliche Netzwerke befinden sich in Deutschland indes noch erst in der Aufbauphase, wie zum Beispiel das DGPro-Net der Deutschen Gesellschaft für Zahnärztliche Prothetik und Biomaterialien (DGPro). In Zukunft werden solche Schnittstellen zwischen Wissenschaft und

Praxis sicherlich unverzichtbar werden, denn es ist „absehbar, dass die Diskussion zur Steuerung der Weiterentwicklung der Gesundheitsversorgung sich zunehmend auf Datenerhebungen – unterschiedlicher Qualität – stützen wird".[56]

11.2 Outcome-Kriterium Überlebenszeit

Nicht zuletzt aufgrund der anhaltenden Diskussion um die Kosten-Nutzen- und Aufwand-Nutzen-Relation beim Zahnersatz wird die Überlebenszeit von Zahnersatz als ein grundlegender Parameter zur Beschreibung des Ergebnisses einer prothetischen Therapie und als ein valider Maßstab für deren Erfolg angesehen.[5, 51, 68, 138, 202, 203, 205, 252, 264, 350, 353, 377]

Als Überlebenszeit wird darunter die Zeitspanne zwischen zwei klar definierten Ereignissen bezeichnet.[459] In den vorgestellten eigenen Untersuchungen war dies die Zeit vom Eingliedern eines zahnärztlich-prothetischen Mediums bis zum festgelegten Zielereignis. Blieb während des Beobachtungszeitraumes das Eintreten des Zielereignisses aus, kam es zu einer sogenannten Zensierung.[459] Die Zensierung der Beobachtungsintervalle ohne Zielereignis erfolgte zum Zeitpunkt des letzten dokumentierten Besuchs des Patienten. Da nicht alle Patienten gleiche Beobachtungszeiträume aufwiesen bzw. keine gruppierten Daten vorlagen, wurde die *Kaplan-Meier*-Methode[192] verwendet. Diese erlaubt unter direkter Verwendung der exakten Zeitangaben die Berechnung der Wahrscheinlichkeit, dass ein Ereignis bis zu einem bestimmten Zeitpunkt eintritt.[68, 144, 192, 203, 459] Wenn ein Zielereignis eintritt, fällt die dazugehörige Versorgung aus der Berechnung heraus und die Daten der übrigen Fälle werden neu berechnet.[192] Eine Zusammenfassung der Zeit in Intervallen ist hierbei nicht notwendig. Im Gegensatz dazu basiert die Life-Table-Analyse[77] auf einer Betrachtung gruppierter Verweildauern mit gleichgroßen Zeitintervallen und war deshalb für die Analyse in den vorgelegten Beobachtungsstudien nicht geeignet. Die Verwendung nichtparametrischer Verfahren wie die *Kaplan-Meier*-Schätzung sowie die Life-Table-Methode gelten in der (Zahn-) Medizin mittlerweile als Standard-Verfahren zur Ereignisanalyse.[68, 77, 144, 203, 459]

Zwar lassen sich die in der Literatur zum Thema „Überlebensdauer von Zahnersatz" auffindbaren Ergebnisse vor allem aufgrund differierender statistischer Methoden schwer untereinander[76, 78, 79, 144, 383] sowie mit den eigenen Untersuchungen vergleichen, jedoch sind Tendenzen über alle Studien hinweg erkennbar. Betrachtet man die anfangs erwähnten drei Hauptgruppen prothetischer Medien in der Reihenfolge ihrer momentanen Anwendungshäufigkeit[257, 437, 454, 455] – herausnehmbarer partieller Zahnersatz, festsitzender Ersatz und implantatgestützte Versorgungen – und nimmt man die

Überlebenswahrscheinlichkeit als validen Maßstab für die klinische Bewährung,[5, 138, 203, 377] so ergibt sich in dieser Beziehung eine umgekehrte Rangfolge. Implantatgetragener Zahnersatz scheint dicht gefolgt von der Gruppe der konventionellen festsitzenden Konstruktionen am erfolgreichsten zu sein. Argumentativ wird damit auch der sich abzeichnende Trend weg von den herausnehmbaren partiellen Versorgungen hin zum festsitzendem und implantatgetragenem Zahnersatz[51, 257, 437, 454, 455] gestützt.

Insbesondere nach zehn Jahren und länger wird die entgegengesetzte Reihung im Bezug auf die Überlebenszeiten sichtbar. Liegen die unterschiedlichen Zahnersatzarten bei den 5-Jahres-Überlebensraten noch relativ dicht beieinander (Abb. 11.1), so ist bereits bei den 10-Jahres-Raten ein Trend zu Gunsten der implantatgestützten und stellenweise in Richtung der konventionellen festsitzenden Versorgungsformen erkennbar (Abb. 11.2), welcher sich dann schließlich bei den 15- und 20-Jahres-Überlebensdaten deutlich fortsetzt (Abb. 11.3 und Abb. 11.4). Dabei weisen auch die seit der Jahrtausendwende an Popularität zunehmenden vollkeramischen Systeme im Vergleich zum konventionellen festsitzenden Zahnersatz nur teilweise schlechtere Überlebensraten auf.

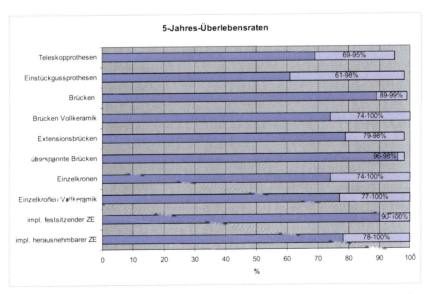

Abbildung 11.1: 5-Jahres-Überlebensraten der unterschiedlichen Zahnersatzarten laut Literaturübersicht

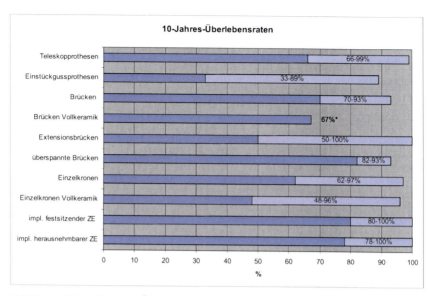

Abbildung 11.2: 10-Jahres-Überlebensraten der unterschiedlichen Zahnersatzarten laut Literaturübersicht (* = Angabe aus nur einer Studie)

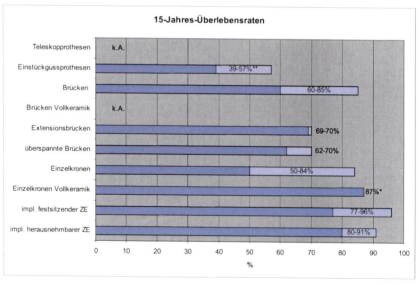

Abbildung 11.3: 15-Jahres-Überlebensraten der unterschiedlichen Zahnersatzarten laut Literaturübersicht (* = Angabe aus nur einer Studie; ** = Angaben aus nur zwei Studien)

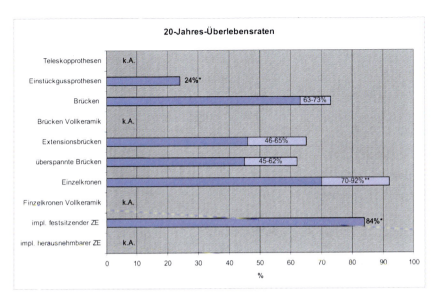

Abbildung 11.4: 20-Jahres-Überlebensraten der unterschiedlichen Zahnersatzarten laut Literaturübersicht (* = Angabe aus nur einer Studie; ** = Angaben aus nur zwei Studien)

Konventioneller herausnehmbarer Partialersatz zeigt hingegen, besonders nach zehn Jahren und mehr, im Vergleich zum Implantatersatz niedrigere Verweildauerraten auf. Hierbei liegen die Angaben für die Funktionsdauer von klammerverankerten Einstückgussprothesen teilweise nur geringfügig unterhalb der Überlebensraten für die häufig aufwendigeren und vor allem teureren Teleskopprothesen. Dabei darf jedoch nicht übersehen werden, dass im Vorfeld bei der Entscheidung für ein prothetisches Medium häufig bereits eine negative Selektion der Patienten erfolgt.[137] So werden Patienten mit prognostisch fragwürdigen Gebisszuständen und fehlendem Interesse an ihrer Mund- und Zahngesundheit eher mit einer klammerverankerten Einstückgussprothese versorgt, was dann sogar möglicherweise den Verfall des Restgebisses fördert.[13, 89, 137, 203]

Bei genauer Betrachtung der Ergebnisse aus der graphisch zusammengefassten Literaturübersicht ist aber auch erkennbar, dass teilweise große Spannbreiten bei den Angaben zu den Überlebensraten vorliegen (z.B. Abb. 11.2: 33-89% 10-Jahres-Überlebensrate bei klammerverankerten Einstückgussprothesen oder 50-100% 10-Jahres-Überlebensrate bei Extensionsbrücken oder 48-96% 10-Jahres-Überlebensrate bei vollkeramischen Einzelkronen). Auch existieren zur Überlebenswahrscheinlichkeit nach zehn Jahren und länger speziell zum herausnehmbaren Partialersatz und implantatgestützten

Versorgungen sowie zu vollkeramischen Restaurationen bisher nur wenige oder gar keine Untersuchungen.[347] Wirkliche Langzeitergebnisse findet man hingegen ausschließlich zu metallkeramischen festsitzenden Komplexen. Dabei werden 25- bzw. 30-Jahres-Überlebensraten von 50-58% für Kronen und Brücken beschrieben.[146, 162, 394] Somit müssen die Aussagen zur Langzeitbewährung immer unter Vorbehalt bzw. unter Berücksichtigung der beobachteten Zeitspanne getroffen werden. Erst weitere und vor allem zahlreichere Überlebenszeitanalysen über die 10-Jahres-Marke hinaus werden Aufschluss darüber geben können, welche definitive Zahnersatzart bezüglich der Langzeitfunktionsdauer nun wirklich die erfolgreichste ist.

In diesem Zusammenhang muss auch ein Blick auf den in erster Linie für den Patienten zunehmend wichtigen ökonomischen Aspekt erlaubt sein. Die erwähnte Reihenfolge im Bezug auf die Verweildauer geht gleichzeitig mit einem entsprechenden, hauptsächlich initialen, hohen finanziellen Aufwand einher. Fokussiert man sich nämlich ausschließlich auf die Kosten-Nutzen-Relation, so sind etwa die Kosten für eine aufwendige teleskopierende Versorgung in vergleichbaren Situationen (z.B. Kiefer der *Kennedy*-Klasse I als Befund- und Berechnungsgrundlage, Mai 2013)[305] um das fünf- bis sechseinhalbfache höher als bei einer Therapie mit einer klammerverankerten Einstückgussprothese. An Stelle von ca. 450,- € müssten ungefähr 2200,- € bei Verwendung einer edelmetallfreien Legierung bzw. ca. 2900,- € bei Verwendung einer hochgoldhaltigen Legierung initial aufgebracht werden. Weitet man die Betrachtung auf die beiden anderen untersuchten Zahnersatzgruppen aus, so weisen diese bei gleicher o.g. Gebisskonfiguration fünf- bis neunmal so hohe Kosten für die Versorgung mit festsitzendem Ersatz (in diesem Falle distale Extensionsbrücken) auf. Die Anschaffungskosten würden sich hierbei auf ca. 2100,- € bei Verwendung einer edelmetallfreien Legierung, auf ca. 2700,- € bei Verwendung von vollkeramischen Materialien bzw. auf knapp 4000,- € bei Verwendung einer hochgoldhaltigen Legierung belaufen. Bei einer implantologischen Therapie (jeweils eine implantatgestützte Einzelkrone im Bereich der ersten Molaren) würden die Kosten sogar das acht- bis neuneinhalbfache der Gesamtkosten einer klammerverankerten Einstückgussprothese betragen, nämlich ca. 3600,- € bei Verwendung einer edelmetallfreien Legierung für die Konstruktion, ungefähr 3900,- € bei Verwendung von vollkeramischen Materialien für die Suprakonstruktion bzw. ca. 4200,- € bei Verwendung einer hochgoldhaltigen Legierung für die Suprakonstruktion. Damit hat die zahnärztliche Implantatprothetik die Therapieoptionen zwar erweitert, macht jedoch vor dem Hintergrund der Behandlungsdauer, der operativen Risiken und schlussendlich der hohen Kosten, die konventionellen Zahnersatzarten noch nicht gänzlich überflüssig.

Somit bekommt auch die wirtschaftliche Aufklärung des Patienten speziell im Zeichen der aktuellen Rezession einen anderen Stellenwert. Soll in eine hochpreisige Versorgung investiert werden, die eine lange Verweildauer aufweisen kann oder reicht eine günstigere Variante aus, die unter Umständen etwas kürzer in Funktion bleibt, dafür aber auch meistens weniger invasiv und aufwendig ist? Oder ist unter Umständen das Belassen einer verkürzten Zahnreihe[191] sogar das Sinnvollste?

Betrachtet man nun die Gründe, welche die Funktionszeit einer Konstruktion begrenzen sowie die Angaben zu den aufgetretenen Komplikationen, so wird häufig zwischen biologischen und technischen Ursachen unterschieden. Ebenso wie zur Überlebenszeit selber, lassen sich in Analogie zu den eigenen vorgestellten Beobachtungsstudien auch in dieser Beziehung einige Tendenzen erkennen. So stehen beim herausnehmbaren Teilersatz sowie beim festsitzenden Zahnersatz in Form von konventionellen Einzelkronen die biologischen Misserfolgsursachen wie Karies und Parodontopathien an erster Stelle.[3, 53-55, 65, 78, 81, 89, 201, 264, 282, 294, 310, 326, 353, 355, 397, 411, 414, 434, 443, 456] Beim festsitzenden Zahnersatz in Form von Brückenkonstruktionen halten sich wiederum biologische und technische Gründe die Waage. Neben Karies und Parodontitis werden hier vor allem Retentionsverluste sowie Pfeiler- und Materialfrakturen angegeben.[13, 51, 54, 67, 79, 80, 102, 108, 118, 159, 160, 162, 169, 236, 238, 239, 277, 298, 311, 323, 342, 346, 358, 383, 388, 393, 411, 413, 414] Eine Ausnahme bilden indes die vollkeramischen Systeme, bei denen hauptsächlich technische Ursachen in Form von Gerüstfrakturen für ein Versagen der Kronen- und Brückeneinheiten verantwortlich gemacht werden.[19, 36, 39, 41, 46, 59, 64, 66, 93, 95, 104, 109, 111, 112, 119, 120, 121, 122, 123, 136, 148, 149, 190, 197, 207, 233, 243, 251, 255, 285, 310, 342, 345, 347, 350, 352, 357, 368, 369, 373, 380, 389, 395, 396, 404, 407, 415, 430] In ähnlicher Weise dominieren bei den implantatgestützten Versorgungen die technischen Misserfolgsursachen,[312] wobei diese fast immer im gleichen Zuge mit den technischen Komplikationen genannt werden. So wird bei den Suprakonstruktionen in erster Linie von Lockerungen und/oder Frakturen der Verbindungsschrauben und der Verankerungssysteme sowie von Retentionsverlusten, Wiederbefestigungen von gelösten zementierten Konstruktionen und Verblendungs- bzw. Gerüstfrakturen berichtet.[1, 6, 11, 16, 18, 20, 22-24, 38, 45, 49, 50, 63, 91, 100-102, 105, 133, 134, 141, 153, 154, 174-177, 179, 182, 185, 198, 189, 196, 208, 215-218, 220, 221, 223, 234, 235, 244, 258, 270, 271, 290-293, 308, 311, 313, 328, 337, 403, 421, 428, 439, 450, 458] Bei den biologischen Gründen dominieren bei den implantatgetragenen Versorgungen die periimplantären Entzündungen.[1, 17, 31, 49, 50, 182, 188, 189, 196, 221, 308, 311, 313, 337, 458]

Weiterhin wird auf der Seite der meistens beherrschbaren Komplikationen beim herausnehmbaren partiellen Zahnersatz eher von technischen und bei den festsitzenden Konstruktionen vorzugsweise von biologischen Problemen berichtet. So stellen beim teleskopverankerten Partialersatz der Friktionsverlust zwischen Primär- und Sekundärkrone[34, 96, 212, 315] sowie das Lösen der Primärkronen[25, 26, 96, 161, 265, 375, 376, 386, 427, 435] und das Abplatzen der Verblendungen an den Sekundärkronen[25, 161, 168, 315, 376, 435] die häufigsten berichteten Mängel dar. Das gebrauchsbedingte Ein- und Ausgliedern führt bei der klammerverankerten Einstückgussprothese nicht selten zum Retentionsverlust und/oder zu Klammerfrakturen.[27, 96, 161, 315, 344, 399, 401] Die Hauptkomplikation beim festsitzenden Zahnersatz ist indes mit dem möglichen Vitalitätsverlust des präparierten Zahnes, welcher dann häufig eine endodontische Behandlung zur Folge hat,[13, 30, 39, 51, 54, 61, 67, 104, 140, 162, 298, 303, 342, 355, 388, 394] eher biologischer Natur.

Allerdings können biologische und technische Phänomene nicht immer getrennt voneinander betrachtet werden, da sie sich doch oft gegenseitig beeinflussen oder sogar in einem Abhängigkeitsverhältnis zueinander stehen.[79, 203, 383] Ein eindruckvolles Beispiel dafür ist die Kronenrandkaries, die augenscheinlich eine biologische Erscheinung darstellt, nicht selten aber in einer Fehlpassung des Kronenrandes und damit im technischen Bereich ihre Ursache hat.[203]

Konkludierend lassen die vorgestellten Ergebnisse der eigenen Outcomeforschung im Gesamtkontext mit der Literaturanalyse den Schluss zu, dass nicht die prothetische Versorgungsform per se für den langfristigen klinischen Erfolg verantwortlich ist, sondern die diese beeinflussenden Faktoren. Die vorher erwähnten Misserfolgsgründe und/oder Komplikationen werden dann in der Regel durch diese modellierenden Faktoren herbeigeführt oder zumindest begünstigt. Die Kenntnis solcher spezifischen Risikofaktoren ist bei der Beratung sowie bei der Planung von Zahnersatz[203, 312] somit unerlässlich. So sollten insbesondere die kürzeren Überlebenszeiten von avitalen bzw. endodontisch und/oder mit einem Stiftaufbau versorgten Pfeilerzähnen gegenüber vitalen Pfeilern[79, 90, 127, 267, 324, 355, 358, 376, 383, 386, 387, 409, 432] dazu führen, die Einbeziehung von devitalen Ankerzähnen in prothetische Konstruktionen äußerst kritisch zu hinterfragen. Gleiches gilt für parodontal geschädigte bzw. parodontal reduzierte in Frage kommende Pfeilerzähne.[219, 409] Auch sollte dem Patienten der Einfluss einer regelmäßigen Nachsorge kombiniert mit einer adäquaten Mund- und Zahnersatzhygiene verdeutlicht werden,[3, 16, 32, 33, 62, 65, 69, 98, 265, 315, 332, 375, 427, 440-443] da Karies und/oder Parodontopathien bzw. Periimplantiden häufige Misserfolgursachen darstellen.[1, 17, 31, 49, 50, 54, 78, 81, 182, 188, 189, 196, 221, 294, 308, 310, 311, 313, 326, 337, 353, 355, 397, 411, 414, 458] Da diese Erkrankungen in der Regel plaqueassoziert sind, ist eine entsprechend gute Mund- und Zahnersatzhygiene unumgänglich.[29, 95, 107, 118, 130, 140, 338, 353] Dem Patienten muss also bewusst sein, dass eine zahnärztlich-prothetische Therapie nicht mit der Inkorporation des

Zahnersatzes endet,[3, 91, 215, 319] denn nur so hat dann die Versorgung die Chance, zu einer langlebigen Restaurationsform zu werden.[358] Dafür muss andererseits der Patient aber auch in der Lage sein, den Zahnersatz bzw. die Restbezahnung adäquat pflegen zu können, wobei eine entsprechende Ausführungsform der Konstruktion von großer Hilfe sein kann.[296] Zusammenfassend stellen neben der befundadäquaten Planung,[32, 33, 135, 204, 312, 313, 315, 332, 356, 409, 411, 414, 433, 434, 441] die eine entsprechende Vorbehandlung[79, 81, 230, 397] sowie eine ausführliche Aufklärung des Patienten[16, 51, 73, 215] (inklusiver wirtschaftlicher Aufklärung) mit einschließt, die primäre Ausführungsqualität[3, 62, 98, 116, 165, 193, 266, 332, 440-442] und die kontinuierliche Nachsorge einschließlich guter Mund- und Zahnersatzhygiene[3, 14, 29, 32, 34, 45, 54, 62, 65, 69, 98, 159, 169, 177, 182, 193, 200, 201, 204, 212, 236, 264, 265, 266, 298, 300, 313, 315, 319, 329, 332, 358, 389, 393, 398, 399, 401, 405, 413, 427, 433-435, 440-442] die eigentlichen erfolgsentscheidenden Kriterien für die langfristige Bewährung bzw. für den Erfolg von Zahnersatz und den in diesem integrierten Pfeilerzähnen dar (Abb. 11.5).

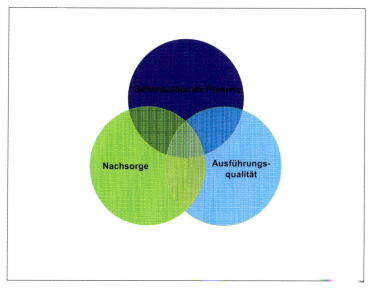

Abbildung 11.5: Aspekte einer erfolgreichen zahnärztlich-prothetischen Therapie

Der durch zahnmedizinische Versorgungsforschung erwiesene Einfluss der genannten Aspekte unterstreicht die Selbstverständlichkeit, mit der diese Faktoren in der zahnärztlichen Routine berücksichtigt werden sollten. Denn „da das Wohl des Patienten und die Verbesserung seiner Versorgung im Zentrum (zahn)ärztlichen Handelns stehen, ist es nicht zuletzt wichtig die Erkenntnisse der evidence based dentistry aus Grundlagen- und klinischer Forschung eng mit der Versorgungsforschung zu verknüpfen, um die Umsetzung von Forschungsergebnissen in den Praxisalltag zu beurteilen und zu fördern."[286]

11.3 Beantwortung der speziellen Fragen

Die eigenen patientenbezogenen klinischen Beobachtungsstudien zeigten, dass je komplizierter und behandlungs- sowie labortechnisch anspruchsvoller die Versorgungsformen (Teleskopprothesen, implantatgestützter Zahnersatz) wurden, umso wartungsintensiver waren sie während der Funktionszeit, erkennbar an den zahlreichen Instandhaltungsmaßnahmen (siehe Kapitel 5 und 10).

Im Bezug auf die Misserfolgsursache stellte bei den untersuchten Zahnersatzarten Karies und weniger Parodontopathien bzw. Periimplantiden den häufigsten Grund dar (siehe Kapitel 5-10). In diesem Zusammenhang schien auch der Ausführungsform und -qualität der Konstruktionen (siehe Kapitel 6 und 8) eine entscheidende Rolle zuzukommen. Ferner hatte die Einbeziehung eventuell parodontal kompromittierter bzw. endodontisch und mit einem Stift versorgter Pfeilerzähne (siehe Kapitel 5, 7 und 9) einen Einfluss auf die Überlebenswahrscheinlichkeit und damit auf den Erfolg der Gesamtkomplexe.

Die in Kapitel 3.6 aufgestellten speziellen Fragen lassen sich durch die eigenen Untersuchungen nun wie folgt beantworten (Antworten A1.-A6.):

11.3.1 Herausnehmbarer partieller Zahnersatz

A 1.   In der Beobachtungsstudie zum teleskopierenden Zahnersatz wurden unter anderem die Kosten für notwendige Behandlungsmaßnahmen nach dem Zeitpunkt der Eingliederung berechnet. Dabei beliefen sich die Instandhaltungskosten für das erste Jahr auf ca. 134 € und auf durchschnittlich 52 € in den folgenden Jahren. Reparaturen an den Verblendungen der Sekundärteleskope verursachten insgesamt die höchsten Kosten in der Funktionsperiode der Teleskopprothese. Berücksichtigt man noch die so genannten indirekten Kosten (Arbeitsausfall, Fahrtkosten, etc.), können die tatsächlichen Folgekosten der Versorgung mit Teleskopprothesen allerdings höher ausfallen als hier dargestellt.[156, 351]

A 2.   Die klammerverankerten Einstückgussprothesen der vorgestellten Untersuchung, welche nach „hygienischen Prinzipien"[296] angefertigt wurden, zeigten nach fünf Jahren mit 90% größtenteils höhere Überlebenszeiten als Einstückgussprothesen in vergleichbaren Studien. [13, 55, 89, 193, 367, 398, 399, 401, 418, 433] Somit scheint eine hygiene- und parodontalfreundliche Ausführungsqualität einen erheblichen Einfluss auf die klinische Bewährung von klammerverankerten Einstückgussprothesen auszuüben.

11.3.2   Festsitzender Zahnersatz

A 3.   Die Patientenpopulation aus der eigenen klinischen Beobachtungsstudie zu Kronen- und Brückenrestaurationen spiegelte in ihrer Gesamtheit den klinischen Alltag wieder. So stammten die ausgewerteten Daten auf der einen Seite von Patienten, die regelmäßig zur Nachkontrolle erschienen sowie auf der anderen Seite von Patienten, die erst bei Beschwerden die Poliklinik wieder aufsuchten. Im Vergleich zu Untersuchungen, die unter optimierten Studienbedingungen stattfanden, [36, 41, 46, 78, 80, 81, 83, 94, 104, 110, 111, 119, 120, 122, 125, 128, 136, 186, 187, 210, 233, 236, 243, 245-247, 250, 251, 255, 268, 275, 276, 284, 285, 301, 316-318, 322, 327, 341, 343, 345, 347, 350, 357, 366, 374, 380, 382, 389-391, 396, 397, 404, 407, 430, 431] wiesen dabei die metallischen bzw. metallkeramischen Brückenkonstruktionen geringere Überlebenszeiten auf. Insbesondere in der multivariaten Analyse zeigten schlussendlich die Ergebnisse, dass die Nachsorge für die Funktionsfähigkeit von festsitzendem Zahnersatz ebenfalls von großer Wichtigkeit ist.

A 4.   In der Studie zur klinischen Bewährung von überkronten Zähnen anhand von parodontalen Befunden zeigten sich bei regelgerecht ausgeführten Konstruktionen im Vergleich zu nicht versorgten Kontrollzähnen kaum Unterschiede bei den untersuchten parodontalen Parametern. Lediglich beim Parameter „Sondierungstiefe" konnten Unterschiede zwischen den beiden Gruppen festgestellt werden. Allerdings waren die aufgefundenen Differenzen so gering, dass eine klinische Relevanz eher nicht erkennbar ist.

A 5.   Die in der vorgelegten Studie ermittelte Überlebensrate von 93% nach fünf Jahren für Extensionsbrücken lag innerhalb der berücksichtigten Literatur[51, 55, 170, 231, 311, 358] und im Bereich konventioneller Brückenkonstruktionen.[13, 49, 51, 79, 80, 82, 83, 108, 187, 205, 206, 231, 239, 311, 342, 346, 358, 367, 393, 394, 412, 413, 432] Damit stellen im Endeffekt Extensionsbrücken bei befundadäquater Vorbehandlung, regelgerechter Ausführung und anschließend guter Mundhygiene und Nachsorge eine echte Alternative zum herausnehmbarem Zahnersatz dar.[61, 225, 283, 309, 440-442]

Die in der Gruppe der überspannten Brücken aufgefundene Überlebenswahrscheinlichkeit von 57,4% nach fünf Jahren lag jedoch deutlich unterhalb der Resultate in der vergleichbaren Literatur.[231, 240, 394] So lassen die vorliegenden Daten den Schluss zu, dass eine sorgfältige Auswahl der Pfeilerzähne vor allen Dingen bezüglich des parodontalen Zustandes von erfolgsentscheidender Bedeutung ist.[79, 114, 240, 440-442] Somit erscheint die Bezeichnung „Risikokonstruktion" bei überspannten Brücken laut den eigenen Ergebnissen durchaus gerechtfertigt.

11.3.3   Implantatgestützter Zahnersatz

A 6.   Bezüglich der Überlebensraten konnte in der vorgestellten Untersuchung zwischen festsitzendem und herausnehmbarem implantatgestütztem Zahnersatz kein signifikanter Unterschied festgestellt werden. Andererseits wurde innerhalb der ersten Jahre nach Eingliederung der Suprakonstruktionen eine erhöhte Frequenz an Instandhaltungsmaßnahmen festgestellt. Dabei traten beim herausnehmbaren implantatgestützten Zahnersatz häufiger und früher Probleme auf, als beim festsitzenden Ersatz. Die Verweildauer bis zur ersten durchgeführten Maßnahme war mit durchschnittlich eineinhalb Jahren in dieser Gruppe sehr gering. Damit gewinnt die Patientenaufklärung vor Behandlungsbeginn an Bedeutung, da die meisten Patienten der Meinung sind, nach Eingliederung einer implantatgestützten Versorgung wären bis auf Weiteres keine weiteren Behandlungen mehr nötig.[91]

11.4 Konsequenzen

Unter anderem auf Basis der hier vorgestellten Ergebnisse aus den eigenen Untersuchungen ist, gemäß eines der Ziele in der Versorgungsforschung,[304] eine wissenschaftliche Stellungnahme als Planungshilfe und Behandlungsempfehlung mit dem Titel „Definitive Versorgung des Lückengebisses mit herausnehmbaren Zahnersatz – Differentialindikationen"[438] mit dem Verfasser der vorgelegten Habilitationsschrift als Co-Autor entstanden. Denn „häufig erwächst die Indikationsstellung für eine herausnehmbare

Prothese aus einer diffusen Summe aus professionell zahnärztlichen, funktionellen, technischen, ökonomischen, subjektiven bis hin zu kulturellen Aspekten. Es ist deshalb das Anliegen dieser Stellungnahme, den wissenschaftlich fundierten Hintergrund für die wesentlichen, die differentialtherapeutische Versorgung des Lückengebisses modellierenden Faktoren, darzustellen." ... „Wesentliche Bestimmungsvariablen bei der Auswahl eines geeigneten therapeutischen Mediums für ein gegebenes Lückengebiss stellen die Anzahl und der Zustand der noch vorhandenen Zähne (Vitalität, Hartsubstanz, Parodont) sowie ihre Verteilung im Kiefer dar. Alternativ sind in jedem Fall Behandlungsoptionen mit festsitzenden Zahnersatzformen, Implantaten bzw. dem Konzept der verkürzten Zahnreihe zu prüfen."[438] Dabei wird in der Stellungnahme neben der Vorstellung der therapeutischen Medien deren Verankerung und statischen Erwägungen auf die Faktoren Lebensqualität und Patientenzufriedenheit, Funktionsdauer, Interaktionen, prophylaktische Aspekte, Kaueffizienz und Ernährung sowie Gesundheitszustand und Compliance eingegangen. So wird z.B. zur Funktionsdauer – quasi als Zusammenfassung der vorgelegten Untersuchungsergebnisse aus Kapitel 5 und 6 – ausgeführt: „Bei der Anfertigung von Einstückgussprothesen ist im Vergleich zu Kombinationsersatz und auch festsitzenden Versorgungen mit einer erkennbar geringen Funktionsperiode zu rechnen. Jedoch sind Einstückgussprothesen in der Regel einfacher erneuerbar. Die Funktionsdauer von Kombinationsversorgungen wird wesentlich vom Zustand der Pfeilerzähne beeinflusst. Sind diese vorgeschädigt (gelockert bzw. insbesondere endodontisch behandelt) ist mit einer deutlich reduzierten Funktionsperiode zu rechnen. Zur Verbesserung der Pfeilersituation kann die Einbeziehung von Implantaten sinnvoll sein. In Bezug auf die beherrschbaren Komplikationen sind vor allem Dezementierungen und Verblendungsdefekte relevant."[438] Durch Berücksichtigung und Einbeziehung der o.g. Faktoren in seine Planung, soll der ratsuchende Behandler in die Lage versetzt werden, seine Patienten adäquat aufklären und beraten sowie die für sie bestmöglichen herausnehmbaren Therapieoptionen herausfinden zu können.

So verwertet, können die Erkenntnisse aus patientenbezogenen klinischen Beobachtungsstudien bei der Entscheidung für eine gewisse prothetische Versorgungsform, bzw. Therapie, in der täglichen Routine hilfreich sein und dazu beitragen, Wissenschaft und Praxis zusammenzuführen.[56, 286, 304, 312] Denn „das Leitbild der Versorgungsforschung ist die lernende Versorgung. Dieses Leitbild beinhaltet das Ziel, die Gesundheits- und Krankenversorgung in ein lernendes System zu verwandeln, das durch geeignete Lernstrukturen und -prozesse in der Lage ist, die drei Endziele Patientenorientierung, Qualität und Wirtschaftlichkeit gemeinsam und kontinuierlich zu verbessern."[304] Dies bedeutet somit auch, dass Formen von Qualitätsmanagement und -sicherung einen festen Bestandteil der Versorgungsforschung darstellen.[40] In diesem Sinne führten die ermittelten Ergebnisse der vorliegenden Habilitationsschrift obendrein zu abteilungsinternen Maßnahmen bei der Qualitätssicherung. So wird aufgrund der im Vergleich zur berücksichtigten Literatur ermittelten niedrigeren Verweildauern von Brückenkonstruktionen (siehe Kapitel 3, 7 und 9) mittlerweile bei den Planungsbesprechungen speziell bei überspannten Brücken verstärkt auf die parodontalen Parameter der Pfeilerzähne geachtet. Als ein Grund für die schlechteren Werte wird – wie bereits in Kapitel 9 erwähnt – die mangelhafte Beachtung parodontaler Aspekte bei der Planung sowie die fehlende Nachsorge mit damit verbundener fehlender Kontrolle speziell der parodontalen Gesundheit vermutet. Parallel zur Planungsoptimierung wird deshalb auch momentan das abteilungseigene Nachsorgeprogramm überarbeitet, wobei unter anderem versucht werden soll, den Zuspruch seitens der Patienten durch verstärkte Motivation zu erhöhen. Ebenso gaben die aufgefundenen, vergleichbar geringfügig schlechteren, Ergebnisse bei der Funktionsdauer des festsitzenden implantatgestützten Zahnersatzes (3-Jahres-Überlebensrate von 87,7% im Gegensatz zu 89,6-100% in der berücksichtigten Literatur; [6, 7, 14, 20, 177, 216, 226, 333, 356] siehe Kapitel 3 und 10) Anlass zur Überprüfung der dazugehörigen Arbeits- und Werkstoffkette. Am Ende führte dies zum Wechsel des verarbeiteten Dentallabors.

11.5 Fazit

Schlussfolgernd kann auf die komplexe Forschungsdisziplin Versorgungsforschung „in dem Spannungsfeld zwischen einer notwendigen, sachgerechten Verteilung der Ressourcen im Gesundheitswesen und einer medizinischen Orientierung"[286] auch in der Zahnmedizin nicht mehr verzichtet werden. Dazu muss allerdings vor allem „auf akademischer Ebene ein Umdenkungsprozess dergestalt einsetzen, dass zahnmedizinische Versorgungsforschungsthemen zum einen wissenschaftlich attraktiv sind und dass sie zum anderen in ihrem Verhältnis zur klinischen und Grundlagenforschung nicht unterbewertet werden."[286]

12 Zusammenfassung

Nicht zuletzt aufgrund der Diskussion um Qualität und Qualitätssicherung sowie um die Kosten-Nutzen- und Aufwand-Nutzen-Relation im Gesundheitswesen hat auch in der Zahnmedizin die anwendungsorientierte Versorgungsforschung in den letzten Jahren einen enormen Stellenwert eingenommen. Ein hervorragendes Beispiel dafür ist die Evaluierung der Bewährung zahnmedizinischer Therapeutika, wie sie vor allem im Teilgebiet der Zahnärztlichen Prothetik mit Hilfe von Verweildauer- bzw. Überlebenszeitanalysen durchgeführt wird. Die durch diese Outcomeforschung gewonnenen Erkenntnisse sind unter anderem für Therapieplanungen und -entscheidungen sowie zur Qualitätssicherung von herausragender Bedeutung.

Das Ziel der vorliegenden Habilitationsschrift war es daher, durch Outcomeforschung die klinische Bewährung von Zahnersatz aus den drei wichtigsten Gruppen prothetischer Medien – herausnehmbarer partieller Zahnersatz, festsitzender Zahnersatz, implantatgestützter Zahnersatz – in der Reihenfolge ihrer momentanen Relevanz darzustellen. Dazu wurden neben einer Literaturanalyse eigene patientenbezogene klinische Beobachtungsstudien durchgeführt, deren Hauptzielkriterium die Überlebenszeit der jeweils untersuchten Zahnersatzart war. Nebenzielkriterium war die Identifizierung von möglichen modellierenden Faktoren, welche einen Einfluss auf die Überlebenswahrscheinlichkeit und damit auf die Bewährung der Versorgungen ausüben. Des Weiteren sollten die notwendigen Nachsorgemaßnahmen dargestellt und die ermittelten Ergebnisse mit der berücksichtigten Literatur verglichen werden. Die retrospektiven Longitudinalstudien stützten sich auf Dokumentenanalysen ausschließlich von Patienten, die in der Poliklinik für Zahnärztliche Prothetik der Justus-Liebig-Universität Gießen versorgt wurden. Insgesamt wurden knapp 2300 Konstruktionen bei über 1200 Patienten in die Untersuchungen miteinbezogen. Für die Berechnung der Überlebenswahrscheinlichkeit wurde die zeitbezogene Kaplan-Meier-Analyse verwendet. Dabei waren die vorgestellten Untersuchungen dieser Habilitationsschrift im Detail auch nur durch die EDV-gestützte Patientenverwaltung mittels der Multizentrischen Dokumentation (MZD)-Software möglich, denn erst die 2003/2004 etablierte digitale Datenbank ermöglichte die systematische Erhebung von Patientendaten und -befunden in diesem Ausmaße. Dabei zielte das Konzept des Systems von vornherein auf eine wissenschaftliche retrospektive Betrachtung und Nutzung der Daten ab.

Betrachtet man im Ergebnis die anfangs erwähnten drei Hauptgruppen prothetischer Medien in der Reihenfolge ihrer momentanen Anwendungshäufigkeit und nimmt man die Überlebenswahrscheinlichkeit als validen Maßstab für die klinische Bewährung, so ergaben die eigenen Beobachtungsstudien im Zusammenhang mit der Literaturanalyse in dieser Beziehung eine umgekehrte Rangfolge. Implantatgetragener Zahnersatz scheint dicht gefolgt von der Gruppe der konventionellen festsitzenden Konstruktionen am erfolgreichsten zu sein.

Die vorgestellten Untersuchungen zeigten außerdem, dass, je komplizierter und behandlungs- sowie labortechnisch anspruchsvoller, die Versorgungsformen (Teleskopprothesen, implantatgestützter Zahnersatz) wurden, umso wartungsintensiver waren sie während der Funktionszeit, erkennbar an den zahlreichen Instandhaltungsmaßnahmen. In Bezug auf die Misserfolgsursache stellte bei den untersuchten Zahnersatzarten Karies und weniger Parodontopathien bzw. Periimplantitiden den häufigsten Grund dar. In diesem Zusammenhang schien auch der Ausführungsform und -qualität der Konstruktionen eine entscheidende Rolle zuzukommen. Ferner hatte die Einbeziehung eventuell parodontal kompromittierter bzw. endodontisch und mit einem Stift versorgter Pfeilerzähne einen erheblichen Einfluss auf die Überlebenswahrscheinlichkeit und damit auf den Erfolg der Gesamtkomplexe.

Des Weiteren wurden mit Hilfe der eigenen Untersuchungen spezielle in der Literatur identifizierte Fragen beantwortet.

Unter anderem auf Basis der vorgelegten Erkenntnisse ist eine wissenschaftliche Stellungnahme als Planungshilfe und Behandlungsempfehlung mit dem Titel „Definitive Versorgung des Lückengebisses mit herausnehmbarem Zahnersatz – Differentialindikationen" entstanden. Auch führten die ermittelten Ergebnisse zu abteilungsinternen Maßnahmen bei der Qualitätssicherung.

Schlussendlich lassen die vorgestellten patientenbezogenen klinischen Beobachtungsstudien im Kontext mit der berücksichtigten Literatur den Schluss zu, dass nicht die prothetische Versorgungsform per se für den Erfolg von Zahnersatz verantwortlich ist, sondern die diese beeinflussenden Faktoren. So stellen neben der befundadäquaten Planung die primäre Ausführungsqualität und die kontinuierliche Nachsorge inkl. guter Mundhygiene die eigentlichen erfolgsentscheidenden Kriterien für die Bewährung bzw. für den Erfolg von Zahnersatz dar.

13 Publikationen

Aus den dargestellten Untersuchungen sind bisher unter anderem folgende Publikationen hervorgegangen:

- **Rehmann P**, Orbach K, Ferger P, Wöstmann B: Treatment Outcomes with Removable Partial Dentures – A Retrospective Analysis. Int J Prosthodont 2013; 26:147-150.

- Wald A, Schaaf D, Wöstmann B, **Rehmann P**: Überspannte Brücken – eine retrospektive Longitudinalstudie. DGPro Conference Proceeding, Book of Abstracts 2013; 62:P14.

- Schmidt Y, Schaaf D, Wöstmann B, **Rehmann P**: Retrospective longitudinal study of extended fixed partial dentures. J Dent Res 2013; 92 (Spec Iss A):174576.

- Orbach K, Schaaf D; Wöstmann B, **Rehmann P**: Survival of cantilever fixed partial dentures. J Dent Res 2013; 92 (Spec Iss A):174482.

- Orbach K, Wöstmann B, **Rehmann P**: Long-Term Analysis of Removable Partial Dentures (RPDs): Survival. J Dent Res 2011; 90 (Spec Iss A):145307.

- Wöstmann B, Balkenhol M, Weber A, Ferger P, **Rehmann P**: Long-term analysis of telescopic crown retained removable partial dentures: Survival and need for maintenance. J Dent 2007; 35:939-945.

- **Rehmann P**, Weber A, Wöstmann B, Ferger P: Clinical evaluation of teeth fitted with telescope crowns for retaining a partial denture. Dtsch Zahnärztl Z 2007; 62:99-103.

- **Rehmann P**, Weber A, Balkenhol M, Wöstmann B, Ferger P: Retrospektive Longitudinalstudie über die langfristige Bewährung von Teleskopprothesen unter besonderer Berücksichtigung der Instandhaltungskosten. Int Poster J Dent Oral Med 2007; 9:381.

- **Rehmann P**, Weber A, Wöstmann B, Ferger P: Klinische Bewährung von Zähnen, die zur Verankerung einer Teilprothese mit Teleskopkronen versorgt wurden. Dtsch Zahnärztl Z 2006; 61:662-666.

- **Rehmann P**, Weber A, Balkenhol M, Wöstmann B, Ferger P: Retrospektive Longitudinalstudie über die langfristige Bewährung von Teleskopprothesen unter besonderer Berücksichtigung der Instandhaltungskosten. Dtsch Zahnärztl Z 2006; 61:403-409.

14 Literaturverzeichnis

1. Aglietta M, Siciliano VI, Zwahlen M, Brägger U, Pjetursson BE, Lang NP, Salvi GE: A systematic review of the survival and complication rates of implant supported fixed dental prostheses with cantilever extensions after an observation period of at least 5 years. Clin Oral Implants Res 2009; 20:441-451.

2. Aglietta M, Siciliano VI, Blasi A, Sculean A, Brägger U, Lang NP, Salvi GE: Clinical and radiographic changes at implants supporting single-unit crowns (SCs) and fixed dental prostheses (FDPs) with one cantilever extension. A retrospective study. Clin Oral Implants Res 2012; 23:550-555.

3. Amaral do BA, Barreto AO, Gomes Seabra E, Roncalli AG, Fonte Porto Carreiro da A, Almeida de EO: A clinical follow-up study of the periodontal conditions of RPD abutment and non-abutment teeth. J Oral Rehabil 2010; 37:545-552.

4. Andersen E, Haanaes HR, Knutsen BM: Immediate loading of single-tooth ITI implants in the anterior maxilla: a prospective 5-year pilot study. Clin Oral Implants Res 2002; 13:281-287.

5. Anderson JD: The need for criteria on reporting treatment outcomes. J Prosthet Dent 1998; 79:49-55.

6. Andersson B: Implants for single-tooth replacement. A clinical and experimental study on the Brånemark CeraOne System. Swed Dent J 1995; 108 Suppl:1-41.

7. Andersson B, Odman P, Lindvall AM, Lithner B: Single-tooth restorations supported by osseointegrated implants: results and experiences from a prospective study after 2 to 3 years. Int J Oral Maxillofac Implants 1995; 10:702-711.

8. Andersson B, Ödman P, Lindvall AM, Brånemark PI: Cemented single crowns on osseointegrated implants after 5 years: results from a prospective study on CeraOne. Int J Prosthodont 1998; 11:212-218.

9. Andersson B, Ödman P, Lindvall AM, Brånemark PI: Five-year prospective study of prosthodontic and surgical single-tooth implant treatment in general practices and at a specialist clinic. Int J Prosthodont 1998; 11:351-355.

10. Andersson B, Glauser R, Maglione M, Taylor A: Ceramic implant abutments for short-span FPDs: a prospective 5-year multicenter study. Int J Prosthodont 2003; 16:640-646.

11. Andreiotelli M, Att W, Strub JR: Prosthodontic complications with implant overdentures: a systematic literature review. Int J Prosthodont 2010; 23:195-203.

12. Ante LH: The fundamental principles of abutments. Mich State Dent Soc Bull 1926; 8:14-23.

13. Aquilino SA, Shugars DA, Bader JD, White BA: Ten-year survival rates of teeth adjacent to treated and untreated posterior bounded edentulous spaces. J Prosthet Dent 2001; 85:455-460.

14. Arvidson K, Bystedt H, Frykholm A, von Konow L, Lothigius E: Five-year prospective follow-up report of the Astra Tech Dental Implant System in the treatment of edentulous mandibles. Clin Oral Implants Res 1998; 9:225-234.

15. Attard NJ, Zarb GA: Implant prosthodontic management of partially edentulous patients missing posterior teeth: the Toronto experience. J Prosthet Dent 2003; 89:352-359.

16. Attard NJ, Zarb GA: Long-term treatment outcomes in edentulous patients with implant-fixed prostheses: the Toronto study. Int J Prosthodont 2004; 17:417-424.

17. Attard NJ, Zarb GA: Long-term treatment outcomes in edentulous patients with implant overdentures: the Toronto study. Int J Prosthodont 2004; 17:425-433.

18. Avivi-Arber L, Zarb GA: Clinical effectiveness of implant-supported single-tooth replacement: the Toronto Study. Int J Oral Maxillofac Implants 1996; 11:311-321.

19. Bader JD, Shugars DA: Summary review of the survival of single crowns. Gen Dent 2009; 57:74-81.

20. Balshi TJ, Hernandez RE, Pryszlak MC, Rangert B: A comparative study of one implant versus two replacing a single molar. Int J Oral Maxillofac Implants 1996; 11:372-378.

21. Bäsler F, Fuchs C, Scriba PC: Förderung der Versorgungsforschung durch die Bundesärztekammer. Bundesgesundheitsbl Gesundheitsforsch Gesundheitsschutz 2006; 49:130-136.

22. Becker CM: Cantilever fixed prostheses utilizing dental implants: a 10-year retrospective analysis. Quintessence Int 2004; 35:437-441.

23. Becker W, Becker BE: Replacement of maxillary and mandibular molars with single endosseous implant restorations: a retrospective study. J Prosthet Dent 1995; 74:51-55.

24. Behr M, Lang R, Leibrock A, Rosentritt M, Handel G: Complication rate with prosthodontic reconstructions on ITI and IMZ dental implants. Clin Oral Implants Res 1998; 9:51-58.

25. Behr M, Hofmann E, Rosentritt M, Lang R, Handel G: Technical failure rate of double crown-retained removable partial dentures. Clin Oral Investig 2000; 4:87-90.

26. Behr M, Kolbeck C, Lang R, Hahnel S, Dirschl L, Handel G: Clinical performance of cements as luting agents for telescopic double crown-retained removable partial and complete overdentures. Int J Prosthodont 2009; 22:479-487.

27. Behr M, Zeman F, Passauer T, Koller M, Hahnel S, Buergers R, Lang R, Handel G, Kolbeck C: Clinical performance of cast clasp-retained removable partial dentures: a retrospective study. Int J Prosthodont 2012; 25:138-144.

28. Bender R, Lange S: Was ist der p-Wert? Dtsch Med Wochenschr 2007; 132:e15-e16.

29. Bentley C, Drake CW: Longevity of restorations in a dental school clinic. J Dent Educ 1986; 50:594-600.

30. Bergenholtz G, Nyman S: Endodontic complications following periodontal and prosthetic treatment of patients with advanced periodontal disease. J Periodontol 1984; 55:63-68.

31. Berglundh T, Persson L, Klinge B: A systematic review of the incidence of biological and technical complications in implant dentistry reported in prospective longitudinal studies of at least 5 years. J Clin Periodontol 2002; 29 Suppl 3:197-212.

32. Bergmann B, Hugoson A, Olsson C-O: Caries, periodontal and prosthetic findings in patients with removable partial dentures: A ten-year longitudinal study. J Prosthet Dent 1982; 48:506-514.

33. Bergmann B, Hugoson A, Olsson C-O: A 25-year longitudinal study of patients treated with removable partial dentures. J Oral Rehabil 1995; 22:595-599.

34. Bergmann B, Ericson A, Molin M: Long-term clinical results after treatment with conical crown-retained dentures. Int J Prosthodont 1996; 9:533-538.

35. Bernard JP, Schatz JP, Christou P, Belser U, Kiliaridis S: Long-term vertical changes of the anterior maxillary teeth adjacent to single implants in young and mature adults. A retrospective study. J Clin Periodontol 2004; 31:1024-1028.

36. Beuer F, Edelhoff D, Gernet W, Sorensen JA: Three-year clinical prospective evaluation of zirconia-based posterior fixed dental prostheses (FDPs). Clin Oral Investig 2009; 13:445-451.

37. Bianchi AE, Sanfilippo F: Single-tooth replacement by immediate implant and connective tissue graft: a 1-9-year clinical evaluation. Clin Oral Implants Res 2004; 15:269-277.

38. Bianco G, Di Raimondo R, Luongo G, Paoleschi C, Piccoli P, Piccoli C, Rangert B: Osseointegrated implant for single-tooth replacement: a retrospective multicenter study on routine use in private practice. Clin Implant Dent Relat Res 2000; 2:152-158.

39. Bieniek KW: Vollkeramische Kronenrestaurationen aus Hi-Ceram – eine 5-Jahres-Studie. Dtsch Zahnärztl Z 1992; 47:614-616.

40. Biffar R: Tut zahnmedizinische Versorgungsforschung in Deutschland Not? http://www.dgzmk.de/zahnaerzte/mitgliederservice/dzm-aktuell/tut-zahnmedizinische-versorgungsforschung-in-deutschland-not.html (29.10.2012).

41. Bindl A, Mörmann WH: Survival rate of mono-ceramic and ceramic-core CAD/CAM-generated anterior crowns over 2-5 years. Eur J Oral Sci 2004; 112:197-204.

42. Black N. Health services research: saviour or chimera? Lancet 1997; 349:1834-1836.

43. Black N: Where do UK health services researchers publish their findings? J Royal Society Med 1999; 92:129-131.

44. Blaschke C: Langfristige Bewährung von Teleskopprothesen – eine subsequent EDV-gestützte retrospektive Longitudinalstudie. Med Diss, Gießen 2000.

45. Bonde MJ, Stokholm R, Isidor F, Schou S: Outcome of implant-supported single-tooth replacements performed by dental students. A 10-year clinical and radiographic retrospective study. Eur J Oral Implantol 2010; 3:37-46.

46. Böning K, Ullmann U, Wolf A, Lazarek K, Walter M: Dreijährige klinische Bewährung konventionell zementierter Einzelkronen aus Lithiumdisilikat-Keramik. Dtsch Zahnärztl Z 2006; 61:604-611.

47. Bornstein MM, Halbritter S, Harnisch H, Weber HP, Buser D: A retrospective analysis of patients referred for implant placement to a specialty clinic: indications, surgical procedures, and early failures. Int J Oral Maxillofac Implants 2008; 23:1109-1116.

48. Bortolini S, Natali A, Franchi M, Coggiola A, Consolo U: Implant-retained removable partial dentures: an 8-year retrospective study. J Prosthodont 2011, 20:168-172.

49. Drägger U, Aeschlimann S, Bürgin W, Hämmerle CH, Lang NP: Biological and technical complications and failures with fixed partial dentures (FPD) on implants and teeth after four to five years of function. Clin Oral Implants Res 2001; 12:26-34.

50. Brägger U, Karoussis I, Persson R, Pjetursson B, Salvi G, Lang N: Technical and biological complications/failures with single crowns and fixed partial dentures on implants: a 10-year prospective cohort study. Clin Oral Implants Res 2005; 16:326-334.

51. Brägger U, Hirt-Steiner S, Schnell N, Schmidlin K, Salvi GE, Pjetursson B, Matuliene G, Zwahlen M, Lang NP: Complication and failure rates of fixed dental prostheses in patients treated for periodontal disease. Clin Oral Implants Res 2011; 22:70-77.

52. Brill N, Tryde G, Stoltze K, El Ghamrawy EA: Ecologic changes in the oral cavity caused by removable partial dentures. J Prosthet Dent. 1977; 38:138-48.

53. Brose D, Häfner G: Zur Funktionsbewährung abnehmbarer gegossener Teilprothesen. Stomatol DDR 1984; 34:413-419.

54. Brunner T, Wälti D, Menghini G: Spätergebnisse mit fixem Zahnersatz bei minderbemittelten Erwachsenen. Schweiz Monatsschr Zahnmed 1992; 102:1029-1036.

55. Budtz-Jørgensen E, Isidor F: A 5-year longitudinal study of cantilevered fixed partial dentures compared with removable partial dentures in a geriatric population. J Prosthet Dent 1990; 64:42-47.

56. Bundesärztekammer: Versorgungsforschung. http://www. bundesaerztekammer.de/ page.asp?his=6.3289.3293.3294 (29.10.2012).

57. Bundesministerium für Gesundheit: Finanzentwicklung in der GKV 2012. http://www.bmg.bund.de/ministerium/presse/pressemitteilungen/2013-01/ finanzentwicklung in-der-gkv-2012.html (20.03.2013).

58. Bundeszahnärztekammer: Mundgesundheitsziele für Deutschland. Auf den Punkt gebracht. Zahnärztl Mitt 2012; 102:2758-2761.

59. Burke FJ, Lucarotti PS: Ten-year outcome of crowns placed within the General Dental Services in England and Wales. J Dent 2009; 37:12-24.

60. Buser D, Dula K, Lang NP, Nyman S: Long-term stability of osseointegrated implants in bone regenerated with the membrane technique. 5-year results of a prospective study with 12 implants. Clin Oral Implants Res 1996; 7:175-183.

61. Carlson BR, Yontchev E: Long-term observations of extensive fixed partial dentures on mandibular canine teeth. J Oral Rehabil 1996; 23:163-169.

62. Carlsson GE, Hedegård B, Koivumaa KK: Late results of treatment with partial dentures. J Oral Rehabil 1976; 3:267-272.

63. Cehreli MC, Karasoy D, Kokat AM, Akca K, Eckert SE: Systematic review of prosthetic maintenance requirements for implant-supported overdentures. Int J Oral Maxillofac Implants 2010; 25:163-180.

64. Cehreli MC, Kokat AM, Ozpay C, Karasoy D, Akca K: A randomized controlled clinical trial of feldspathic versus glass-infiltrated alumina all-ceramic crowns: a 3-year follow-up. Int J Prosthodont 2011; 24:77-84.

65. Chandler JA, Brudvik JS: Clinical evaluation of patients eight to nine years after placement of removable partial dentures. J Prosthet Dent 1984; 51:736-743.

66. Cheung GSP: A preliminary investigation into the longevity and causes of failure of single unit extracoronal restorations. J Dent 1991; 19:160-163.

67. Cheung GSP, Dimmer A, Mellor R, Gale M: A clinical evaluation of conventional bridgework. J Oral Rehabil 1990; 17:131-136.

68. Chuang SK, Tian L, Wei LJ, Dodson TB: Kaplan-Meier analysis of dental implant survival: a strategy for estimating survival with clustered observations. J Dent Res 2001; 80:2016-2020.

69. Coca I, Lotzmann U, Pöggeler R: Long-term experience with telescopically retained overdentures (double crown technique). Eur J Prosthodont Rest Dent 2000; 8:33-37.

70. Conrad HJ, Seong WJ, Pesun IJ: Current ceramic materials and systems with clinical recommendations: a systematic review. J Prosthet Dent 2007; 98:389-404.

71. Conway PH, Clancy C: Comparative-Effectiveness Research – Implications of the Federal Coordinating Council's Report. N Engl J Med 2009; 361:328-330.

72. Cranin AN, Heimke G, Gelbman J, Simons A, Klein M, Sirakian A: Clinical trials with a polycrystalline alumina dental implant. J Oral Implantol 1993; 19:221-227.

73. Crasselt C, Hülsmann M: Juristische Probleme in der restaurativen Zahnheilkunde. I. Juristische Grundlagen. ZWR 2004; 113:463-467.

74. Creugers NH, Käyser AF, van't Hof MA: A meta-analysis of durability data on conventional fixed bridges. Community Dent Oral Epidemiol 1994; 22:448-452.

75. Creugers NH, Kreulen CM, Snoek PA, de Kanter RJ: A systematic review of single-tooth restorations supported by implants. J Dent 2000; 28:209-217.

76. Creugers NHJ, Kreulen CM: Systematic review of 10 years of systematic reviews in prosthodontics. Int J Prosthodont 2003; 16:123-127.

77. Cutler SJ, Ederer F: Maximum utilization of the life table method analyzing survival. J Chron Dis 1958; 8:699-712.

78. De Backer H, Van Maele G, De Moor N, Van den Berghe L, De Boever J: An 18-year retrospective survival study of full crowns with or without posts. Int J Prosthodont 2006; 19:136-142.

79. De Backer H, Van Maele G, De Moor N, Van den Berghe L, De Boever J: A 20-year retrospective survival study of fixed partial dentures. Int J Prosthodont 2006; 19:143-153.

80. De Backer H, Van Maele G, De Moor N, Van den Berghe L: Single-tooth replacement: is a 3-unit fixed partial denture still an option? A 20-year retrospective study. Int J Prosthodont 2006; 19:567-573.

81. De Backer H, Van Maele G, De Moor N, Van den Berghe L: Survival of complete crowns and periodontal health: 18-year retrospective study. Int J Prosthodont 2007; 20:151-158.

82. De Backer H, Van Maele G, Decock V, Van den Berghe L: Long-term survival of complete crowns, fixed dental prostheses, and cantilever fixed dental prostheses with posts and cores on root canal-treated teeth. Int J Prosthodont 2007; 20:229-234.

83. De Backer H, Van Maele G, De Moor N, Van den Berghe L: The influence of gender and age on fixed prosthetic restoration longevity: an up to 18- to 20-year follow-up in an undergraduate clinic. Int J Prosthodont 2007; 20:579-586.

84. Decock V, De Nayer K, De Boever JA: 18-year longitudinal study of cantilevered fixed restorations. Int J Prosthodont 1996; 9:331-340.

85. Degidi M, Piattelli A: 7-year follow-up of 93 immediately loaded titanium dental implants. J Oral Implantol 2005; 31:25-31.

86. Degidi M, Iezzi G, Perrotti V, Piattelli A: Comparative analysis of immediate functional loading and immediate nonfunctional loading to traditional healing periods: a 5-year follow-up of 550 dental implants. Clin Implant Dent Relat Res 2009; 11:257-266.

87. Der Hessische Datenschutzbeauftragte: Hessisches Datenschutzgesetz (HDSG). http://www.datenschutz.hessen.de/hdsg99.htm (02.03.2013).

88. Deutsche Forschungsgemeinschaft: Versorgungsforschung in Deutschland: Stand – Perspektiven – Förderung. WILEY-VCH Verlag, Weinheim 2010.

89. Dietze S, Kerschbaum Th, Teeuwen R: Langzeitschicksal von Retsgebiss und 1474 klammerverankerten Modellguss-Prothesen in einer zahnärztlichen Praxis. Dtsch Zahnärztl Z 2003; 58:508-511.

90. Dittmann B, Rammelsberg P: Survival of abutment teeth used for telescopic abutment retainers in removable partial dentures. Int J Prosthodont 2008; 21:319-321.

91. Dudic A, Mericske-Stern R: Retention mechanisms and prosthetic complications of implant-supported mandibular overdentures: long-term results. Clin Implant Dent Relat Res 2002; 4:212-9.

92. Du Prel JB, Röhrig B, Hommel G, Blettner M: Auswahl statistischer Testverfahren – Teil 12 der Serie zur Bewertung wissenschaftlicher Publikationen. Dtsch Zahnärztl Z 2011; 66:510-516.

93. Edelhoff D, Horstkemper Th, Richter EJ, Spiekermann H, Yildirim M: Adhäsiv und konventionell befestigte Empress 1-Kronen. Dtsch Zahnärztl Z 2000; 55:326-330.

94. Edelhoff D, Florian B, Florian W, Johnen C: HIP zirconia fixed partial dentures-- clinical results after 3 years of clinical service. Quintessence Int 2008; 39:459-471.

95. Ehlers V, Reichardt CH, Faupel C, Willershausen B: Retrospektive klinische Studie zur Erfassung der Liegedauer und Qualität von Keramikrestaurationen. Dtsch Zahnärztl Z 2009; 64:626-632.

96. Eisenburger M, Tschernitschek H: Klinisch-technischer Vergleich zu Langzeiterfolgen von klammerverankertem Zahnersatz und Teleskop-Prothesen. Dtsch Zahnärztl Z 1998; 53:257-259.

97. Eisenburger M, Gray G, Tschernitschek H: Long Term Results of Telescopic Crown Retained Dentures-A Retrospective Study. Eur J Prosthodont Rest Dent 2000; 8:87-91.

98. Eismann H: Longitudinalstudie zur Effektivität abnehmbarer gegossener Teilprothesen. Dtsch Zahnärztl Z 1991; 46:455-460.

99. Eitner S, Schlegel A, Emeka N, Holst S, Will J, Hamel J: Comparing bar and double-crown attachments in implant-retained prosthetic reconstruction: a follow-up investigation. Clin Oral Implants Res 2008; 19:530-537.

100. Ekfeldt A, Carlsson GE, Börjesson G: Clinical evaluation of single-tooth restorations supported by osseointegrated implants: a retrospective study. Int J Oral Maxillofac Implants 1994; 9:179-183.

101. Ekfeldt A, Johansson LA, Isaksson S: Implant-supported overdenture therapy: a retrospective study. Int J Prosthodont 1997; 10:366-374.

102. Eliasson A, Eriksson T, Johansson A, Wennerberg A: Fixed partial prostheses supported by 2 or 3 implants: a retrospective study up to 18 years. Int J Oral Maxillofac Implants 2006; 21:567-574.

103. Eliasson A, Arnelund CF, Johansson A: A clinical evaluation of cobalt-chromium metal-ceramic fixed partial dentures and crowns: A three- to seven-year retrospective study. J Prosthet Dent 2007; 98:6-16.

104. Encke BS, Heydecke G, Wolkewitz M, Strub JR: Results of a prospective randomized controlled trial of posterior ZrSiO$_4$-ceramic crowns. J Oral Rehabil 2009; 36:226-235.

105. Engquist B, Nilson H, Astrand P: Single-tooth replacement by osseointegrated Brånemark implants. A retrospective study of 82 implants. Clin Oral Implants Res 1995; 6:238-245.

106. Ericson G, Nilson H, Bergman B: Cross-sectional study of patients fitted with fixed partial dentures with special reference to the caries situation. Scand J Dent Res 1990; 98:8-16.

107. Ericsson A, Nilsson B, Bergmann B: Clinical results in patients with conical crown retained dentures. Int J Prosthodont 1990; 3:513-521.

108. Erpenstein H, Kerschbaum Th, Fischbach H: Verweildauer und klinische Befunde bei Kronen und Brücken. Dtsch Zahnärztl Z 1992; 47:315-319.

109. Erpenstein H, Borchard R, Kerschbaum Th: Long-term clinical results of galvano-ceramic and glass-ceramic individual crowns. J Prosthet Dent 2000; 83:530-534.

110. Eschbach S, Wolfart S, Bohlsen F, Kern M: Clinical evaluation of all-ceramic posterior three-unit FDPs made of In-Ceram Zirconia. Int J Prosthodont 2009; 22:490-492.

111. Esquivel-Upshaw JF, Young H, Jones J, Yang M, Anusavice KJ: Four-year clinical performance of a lithia disilicate-based core ceramic for posterior fixed partial dentures. Int J Prosthodont 2008; 21:155-160.

112. Etemadi S, Smales RJ: Survival of resin-bonded porcelain veneer crowns placed with and without metal reinforcement. J Dent 2006; 34:139-145.

113. Fayyad MA, al-Rafee MA: Failure of dental bridges. II. Prevalence of failure and its relation to place of construction. J Oral Rehabil 1996; 23:438-440.

114. Fayyad MA, al-Rafee MA: Failure of dental bridges. IV. Effect of supporting periodontal ligament. J Oral Rehabil 1997; 24:401-403.

115. Ferger P: Die Problematik der Teilprothese. ZWR 1982; 91:58-61.

116. Ferger P: Hygienische Gestaltung von Zahnersatz. ZWR 1986; 95:408-413.

117.   Fortin Y, Sullivan RM, Rangert BR: The Marius implant bridge: surgical and prosthetic rehabilitation for the completely edentulous upper jaw with moderate to severe resorption: a 5-year retrospective clinical study. Clin Implant Dent Relat Res 2002; 4:69-77.

118.   Foster LV: Failed conventional bridge work from general dental practice: clinical aspects and treatment needs of 142 cases. Br Dent J 1990; 168:199-201.

119.   Fradeani M, Aquilano A: Clinical experience with Empress crowns. Int J Prosthodont 1997; 10:241-247.

120.   Fradeani M, Aquilano A, Corrado M: Clinical experience with In-Ceram Spinell crowns: 5-year follow-up. Int J Periodontics Restorative Dent 2002; 22:525-533.

121.   Fradeani M, Redemagni M: An 11-year clinical evaluation of leucite-reinforced glass-ceramic crowns: a retrospective study. Quintessence Int 2002; 33:503-510.

122.   Fradeani M, D'Amelio M, Redemagni M, Corrado M: Five-year follow-up with Procera all-ceramic crowns. Quintessence Int 2005; 36:105-113.

123.   Freesmeyer WB, Meier A, Fritz H, Roggensack M: Klinische Untersuchung zur Bewährung von Procera AllCeram-Kronen. Dtsch Zahnärztl Z 2008; 63:249-257.

124.   Friberg B, Jemt T: Clinical experience of TiUnite implants: a 5-year cross-sectional, retrospective follow-up study. Clin Implant Dent Relat Res 2010; 12 Suppl 1:e95-103.

125.   Galindo ML, Hagmann E, Marinello CP, Zitzmann NU: Klinische Langzeiterfahrungen mit Procera-AllCeram-Vollkeramikkronen. Schweiz Monatsschr Zahnmed 2006; 116:804-809.

126.   Galindo ML, Sendi P, Marinello CP: Estimating long-term survival of densely sintered alumina crowns: a cohort study over 10 years. J Prosthet Dent 2011; 106:23-28.

127.   Gehring K, Axmann D, Benzing U, Sharghi F, Weber H: Komplikationen bei Teleskop-Prothesen auf vitalen und avitalen, stiftarmierten Pfeilerzähnen – erste Ergebnisse einer 3-Jahresstudie. Dtsch Zahnärztl Z 2006; 61:76-79.

128.   Gemalmaz D, Ergin S: Clinical evaluation of all-ceramic crowns. J Prosthet Dent 2002; 87:189-196.

129.   Gernet W, Adam P, Reither W: Nachuntersuchung von Teilprothesen mit Konuskronen nach K.H. Körber. Dtsch Zahnärztl Z 1983; 38:998-1001.

130.   Glantz PO, Nilner K, Jendresen MD, Sundberg H: Quality of fixed prosthodontics after twenty-two years. Acta Odontol Scand 2002; 60:213-218.

131.   Glockmann E, Panzer KD, Huhn P, Sigusch BW, Glockmann K: Reasons for tooth loss in Germany – Documentation of a nationwide survey (2007). http://www.idz-koeln.de/index.htm?www3.idz-koeln.de/idzpubl3.nsf/%28aktuell-D (29.10.2012).

132.   Gotfredsen K: A 5-year prospective study of single-tooth replacements supported by the Astra Tech implant: a pilot study. Clin Implant Dent Relat Res 2004; 6:1-8.

133.   Gotfredsen K: A 10-year prospective study of single tooth implants placed in the anterior maxilla. Clin Implant Dent Relat Res 2012; 14:80-87.

134.   Gotfredsen K, Karlsson U: A prospective 5-year study of fixed partial prostheses supported by implants with machined and TiO2-blasted surface. J Prosthodont 2001; 10:2-7.

135.   Grossmann AC, Hassel AJ, Schilling O, Lehmann F, Koob A, Rammelsberg P: Treatment with double crown-retained removable partial dentures and oral health-related quality of life in middle- and high-aged patients. Int J Prosthodont 2007; 20:576-578.

136.   Groten M, Pröbster L, Weber H: Vollkeramische Kronen und Brücken auf Basis industriell vorgefertigter Gerüstkeramiken. Quintessenz 2002; 12:1307-1316.

137.   Grundström L, Nilner K, Palmqvist S: An 8-year follow-up of removable partial denture treatment performed by the Public Dental Health Service in a Swedish county. Swed Dent J 2001; 25:75-79.

138.   Guckes AD, Scurria MS, Shugars DA: A conceptual framework for understanding outcomes of oral implant therapy. J Prosthet Dent 1996; 75:633-639.

139.   Gunne J, Astrand P, Lindh T, Borg K, Olsson M: Tooth-implant and implant supported fixed partial dentures: a 10-year report. Int J Prosthodont 1999; 12:216-221.

140.   Gustavsen F, Silness J: Clinical and radiographic observations after 6 years on bridge abutment teeth carrying pinledge retainers. J Oral Rehabil 1986; 13:295-298.

141.   Haas R, Polak C, Fürhauser R, Mailath-Pokorny G, Dörtbudak O, Watzek G: A long-term follow-up of 76 Brånemark single-tooth implants. Clin Oral Implants Res 2002; 13:38-43.

142.   Hälg GA, Schmid J, Hämmerle CH: Bone level changes at implants supporting crowns or fixed partial dentures with or without cantilevers. Clin Oral Implants Res 2008; 19:983-990.

143.   Hämmerle CH, Ungerer MC, Fantoni PC, Brägger U, Bürgin W, Lang NP: Long-term analysis of biologic and technical aspects of fixed partial dentures with cantilevers. Int J Prosthodont 2000; 13:409-415.

144.   Hannigan A, Lynch CD: Statistical methodology in oral and dental research: Pitfalls and recommendations. J Dent 2013; 41:385-392.

145.   Haselton DR, Diaz-Arnold AM, Hillis SL: Clinical assessment of high-strength all-ceramic crowns. J Prosthet Dent 2000; 83:396-401.

146.   Hawthorne WS, Smales RJ: Factors influencing long-term restoration survival in three private dental practices in Adelaide. Aust Dent J 1997; 42:59-63.

147.   Heckmann SM, Schrott A, Graef F, Wichmann MG, Weber HP: Mandibular two-implant telescopic overdentures. Clin Oral Implants Res 2004; 15:560-569.

148.   Heintze SD, Rousson V: Fracture rates of IPS Empress all-ceramic crowns--a systematic review. Int J Prosthodont 2010; 23:129-133.

149.   Heintze SD, Rousson V: Survival of zirconia- and metal-supported fixed dental prostheses: a systematic review. Int J Prosthodont 2010; 23:493-502.

150.   Heners M, Walther W: Klinische Bewährung der Konuskrone als perioprothetisches Konstruktionselement - Eine Langzeitstudie. Dtsch Zahnärztl Z 1988; 43:525-529.

151.   Heners M, Walther W: Pfeilerverteilung und starre Verblockung – eine klinische Langzeitstudie. Dtsch Zahnärztl Z 1988; 43: 1122-1126.

152.   Heners M, Walther W: Die Prognose von Pfeilerzähnen bei stark reduziertem Restzahnbestand. Dtsch Zahnärztl Z 1990; 45:579-581.

153.   Henry PJ, Rosenberg IR, Bills IG, Chan RW, Cohen AC, Halliday KG, Kozeniauskas JA: Osseointegrated implants for single tooth replacement in general practice; a 1-year report from a multicentre prospective study. Aust Dent J 1995; 40:173-181.

154.   Henry PJ, Laney WR, Jemt T, Harris D, Krogh PH, Polizzi G, Zarb GA, Herrmann I: Osseointegrated implants for single-tooth replacement: a prospective 5-year multicenter study. Int J Oral Maxillofac Implants 1996; 11:450-455.

155.   Hensel E, Gesch D, Biffar R, Bernhardt O, Kocher T, Splieth C, Born G, John U: Study of Health in Pomerania (SHIP): A health survy in an East German region. Objectives and design of the oral health section. Quintessence Int 2003; 5:370-378.

156.   Heydecke G, Penrod JR, Takanashi Y, Lund JP, Feine JS: Kostenanalyse implantatgestützter Unterkieferdeckprothesen und konventioneller Totalprothesen in einer randomisierten klinischen Studie. Dtsch Zahnärztl Z 2003; 58:525-528.

157.   Hobdell M, Petersen PE, Clarkson J, Johnson N: Global Goals for Oral Health in 2020. Int Dent J 2003; 53:285-288.

158.   Hochman N, Ginio I, Ehrlich J: The cantilever fixed partial denture: a 10-year follow-up. J Prosthet Dent 1987; 58:542-545.

159.   Hochman N, Yaffe A, Ehrlich J: Splinting: a retrospective 17-year follow-up study. J Prosthet Dent 1992; 67:600-602.

160.   Hochman N, Mitelman L, Hadani PE, Zalkind M: A clinical and radiographic evaluation of fixed partial dentures (FPDs) prepared by dental school students: a retrospective study. J Oral Rehabil 2003; 30:165-170.

161.   Hofmann E, Behr M, Handel G: Frequency and costs of technical failures of clap- and double crown-retained partial dentures. Clin Oral Investig 2002; 6:104-108.

162.   Holm C, Tidehag P, Tillberg A, Molin M: Longevity and quality of FPDs: a retrospective study of restorations 30, 20, and 10 years after insertion. Int J Prosthodont 2003; 16:283-289.

163.   Hosny M, Duyck J, van Steenberghe D, Naert I: Within-subject comparison between connected and nonconnected tooth-to-implant fixed partial prostheses: up to 14-year follow-up study. Int J Prosthodont 2000; 13:340-346.

164.   Hüls A: Zum Stand der klinischen Bewährung infiltrationskeramischer Verblendkronen. Dtsch Zahnärztl Z 1995; 50:674-676.

165.   Hultén J, Tillström B, Nilner K: Long term clinical evaluation of conical crown retained dentures. Swed Dent J 1993; 17:225-234.

166.   Hummel SK: Quality of removable partial dentures worn by the adult U.S. population. J Prosthet Dent 2002; 88:37-43.

167.   Hutton JE, Heath MR, Chai JY, Harnett J, Jemt T, Johns RB, McKenna S, McNamara DC, van Steenberghe D, Taylor R, Watson RM, Herrmann I: Factors related to success and failure rates at 3-year follow-up in a multicenter study of overdentures supported by Brånemark implants. Int J Oral Maxillofac Implants 1995; 10:33-42.

168.   Igarashi Y, Goto T: Ten-year follow-up study of conical crown-retained dentures. Int J Prosthodont 1997; 10:149-155.

169.   Ikai H, Kanno T, Kimura K, Sasaki K: A retrospective study of fixed dental prostheses without regular maintenance. J Prosthodont Res 2010; 54:173-178.

170.   Izikowitz L: A long-term prognosis for the free-end saddle-bridge. J Oral Rehabil 1985; 12:247-262.

171.   Jacobson TE: Rotational path partial denture design: a 10-year clinical follow-up--Part I. J Prosthet Dent 1994; 71:271-277.

172.   Jacobson TE: Rotational path partial denture design: a 10-year clinical follow-up--Part II. J Prosthet Dent 1994; 71:278-282.

173.   Janus CE, Unger JW, Best AM: Survival analysis of complete veneer crowns vs. multisurface restorations: a dental school patient population. J Dent Educ 2006; 70:1098-1104.

174.   Jemt T: Fixed implant-supported prostheses in the edentulous maxilla. Clin Oral Implants Res 1994; 5:142-147.

175.   Jemt T, Lindén B, Lekholm U: Failures and complications in 127 consecutively placed fixed partial prostheses supported by Brånemark implants: from prosthetic treatment to first annual checkup. Int J Oral Maxillofac Implants 1992; 7:40-4.

176.   Jemt T, Lekholm U: Oral implant treatment in posterior partially edentulous jaws: a 5-year follow-up report. Int J Oral Maxillofac Implants 1993; 8:635-640.

177.   Jemt T, Pettersson P: A 3-year follow-up study on single implant treatment. J Dent 1993; 21:203-208.

178.   Jemt T, Book K, Lie A, Börjesson T: Mucosal topography around implants in edentulous upper jaws. Photogrammetric three-dimensional measurements of the effect of replacement of a removable prosthesis with a fixed prosthesis. Clin Oral Implants Res 1994; 5:220-228.

179.   Jemt T, Lekholm U: Implant treatment in edentulous maxillae: a 5-year follow-up report on patients with different degrees of jaw resorption. Int J Oral Maxillofac Implants 1995; 10:303-311.

180.   Jemt T, Chai J, Harnett J, Heath MR, Hutton JE, Johns RB, McKenna S, McNamara DC, van Steenberghe D, Taylor R, Watson RM, Herrmann I: A 5-year prospective multicenter follow-up report on overdentures supported by osseointegrated implants. Int J Oral Maxillofac Implants 1996; 11:291-298.

181.   Jemt T, Henry P, Lindén B, Naert I, Weber H, Wendelhag I: Implant-supported laser-welded titanium and conventional cast frameworks in the partially edentulous law: a 5-year prospective multicenter study. Int J Prosthodont 2003; 16:415-421.

182.   Jemt T, Johansson J: Implant treatment in the edentulous maxillae: a 15-year follow-up study on 76 consecutive patients provided with fixed prostheses. Clin Implant Dent Relat Res 2006; 8:61-69.

183.   Jemt T: Single implants in the anterior maxilla after 15 years of follow-up: comparison with central implants in the edentulous maxilla. Int J Prosthodont 2008; 21:400-408.

184.   John MT, Slade GD, Szentpétery A, Setz JM: Oral health-related quality of life in patients treated with fixed, removable, and complete dentures 1 month and 6 to 12 months after treatment. Int J Prosthodont 2004; 17:503-511.

185.   Johns RB, Jemt T, Heath MR, Hutton JE, McKenna S, McNamara DC, van Steenberghe D, Taylor R, Watson RM, Herrmann I: A multicenter study of overdentures supported by Brånemark implants. Int J Oral Maxillofac Implants 1992; 7:513-22.

186.   Jokstad A: A split-mouth randomized clinical trial of single crowns retained with resin-modified glass-ionomer and zinc phosphate luting cements. Int J Prosthodont 2004; 17:411-416.

187.   Jokstad A, Mjör IA: Ten years' clinical evaluation of three luting cements. J Dent 1996; 24:309-315.

188.   Jung RE, Pjetursson BE, Glauser R, Zembic A, Zwahlen M, Lang NP: A systematic review of the 5-year survival and complication rates of implant-supported single crowns. Clin Oral Implants Res 2008; 19:119-130.

189.   Jung RE, Zembic A, Pjetursson BE, Zwahlen M, Thoma DS: Systematic review of the survival rate and the incidence of biological, technical, and aesthetic complications of single crowns on implants reported in longitudinal studies with a mean follow-up of 5 years. Clin Oral Implants Res 2012; 23 Suppl 6:2-21.

190.   Kaiser M, Wassermann A, Strub JR: Klinische Langzeitresultate von VITA In-Ceram Classic: Eine systematische Übersichtsarbeit. Schweiz Monatsschr Zahnmed 2006; 116:120-128.

191.   Kanno T, Carlsson GE: A review of the shortened dental arch concept focusing on the work by the Käyser/Nijmegen group. J Oral Rehabil 2006; 33:850-862.

192. Kaplan EL, Meier P: Nonparametric estimation from incomplete observations. J Am Stat Assoc 1958; 53:457-481.

193. Kapur KK, Deupree R, Dent RJ, Hasse AL: A randomized clinical trial of two basic removable partial denture designs. Part I: Comparisons of five-year success rates and periodontal health. J Prosthet Dent 1994; 72:268-282.

194. Karlsson S: A clinical evaluation of fixed bridges, 10 years following insertion. J Oral Rehabil 1986; 13:423-432.

195. Karlsson S: Failures and length of service in fixed prosthodontics after long-term function. Swed Dent J 1989; 13:185-192.

196. Karlsson U, Gotfredsen K, Olsson C: A 2-year report on maxillary and mandibular fixed partial dentures supported by Astra Tech dental implants. A comparison of 2 implants with different surface textures. Clin Oral Implants Res 1998; 9:235-242.

197. Kassem AS, Atta O, El-Mowafy O: Survival rates of porcelain molar crowns- an update. Int J Prosthodont 2010; 23:60-62.

198. Keller EE, Tolman DE, Eckert S: Surgical-prosthodontic reconstruction of advanced maxillary bone compromise with autogenous onlay block bone grafts and osseointegrated endosseous implants: a 12-year study of 32 consecutive patients. Int J Oral Maxillofac Implants 1999; 14:197-209.

199. Kelsey WP 3rd, Cavel T, Blankenau RJ, Barkmeier WW, Wilwerding TM, Latta MA: 4-year clinical study of castable ceramic crowns. Am J Dent 1995; 8:259-262.

200. Keltjens HM, Creugers TJ, Mulder J, Creugers NH: Survival and retreatment need of abutment teeth in patients with overdentures: a retrospective study. Community Dent Oral Epidemiol 1994; 22:453-455.

201. Kern M, Wagner B: Periodontal findings in patients 10 years after insertion of removable partial dentures. J Oral Rehabil 2001; 28:991-997.

202. Kerschbaum Th: Zur Bedeutung von Nachuntersuchungen in der zahnärztlichen Prothetik. Dtsch Zahnärztl Z 1983; 38:990-997.

203. Kerschbaum Th: Langzeitüberlebensdauer von Zahnersatz. Quintessenz 2004; 55:1113-1126.

204. Kerschbaum Th, Mühlenbein F: Longitudinale Analyse von herausnehmbarem Zahnersatz privatversicherter Patienten. Dtsch Zahnärztl Z 1987; 42:352-357.

205.   Kerschbaum Th, Paszyna Ch, Klapp S, Meyer G: Verweilzeit- und Risikofaktoranalyse von festsitzendem Zahnersatz. Dtsch Zahnärztl Z 1991; 46:20-24.

206.   Kerschbaum Th, Seth M, Teeuwen U: Verweildauer von kunststoff- und metallkeramisch verblendeten Kronen und Brücken. Dtsch Zahnärztl Z 1997; 52:404-406.

207.   Kerschbaum Th, Faber FJ, Noll FJ, Keiner M, Hürther W, Schumacher S, Keller E: Komplikationen von Cercon-Restaurationen in den ersten fünf Jahren. Dtsch Zahnärztl Z 2009; 66:81-89.

208.   Kiener P, Oetterli M, Mericske E, Mericske-Stern R: Effectiveness of maxillary overdentures supported by implants: maintenance and prosthetic complications. Int J Prosthodont 2001; 14:133-140.

209.   Klingenberger D, Micheelis W: Befundbezogene Festzuschüsse als innovatives Steuerungsinstrument in der Zahnmedizin – Systemtheoretische Einordnung und empirische Befunde. IDZ-Forschungsbericht 2005, 5-63.

210.   Kokubo Y, Tsumita M, Sakurai S, Suzuki Y, Tokiniwa Y, Fukushima S: Five-year clinical evaluation of In-Ceram crowns fabricated using GN-I (CAD/CAM) system. J Oral Rehabil 2011; 38:601-607.

211.   Kolker JL, Damiano PC, Jones MP, Dawson DV, Caplan DJ, Armstrong SR, Flach SD, Kuthy RA, Warren JJ: The timing of subsequent treatment for teeth restored with large amalgams and crowns: factors related to the need for subsequent treatment. J Dent Res 2004; 83:854-858.

212.   Koller B, Att W, Strub JR: Survival rates of teeth, implants, and double crown-retained removable dental prostheses: a systematic literature review. Int J Prosthodont 2011; 24:109-117.

213.   Körber E, Voss R: Erfassung von Patienten, die ihre zahnärztliche Prothese mehrere Jahre getragen haben. Dtsch Stomatol 1971; 21:465-474.

214.   Krämer A, Weber H, Benzing U: Implant and prosthetic treatment of the edentulous maxilla using a bar-supported prosthesis. Int J Oral Maxillofac Implants 1992; 7:251-5.

215.   Kreissl ME, Gerds T, Muche R, Heydecke G, Strub JR: Technical complications of implant-supported fixed partial dentures in partially edentulous cases after an average observation period of 5 years. Clin Oral Implants Res 2007; 18:720-726.

216. Krennmair G, Schmidinger S, Waldenberger O: Single-tooth replacement with the Frialit-2 system: a retrospective clinical analysis of 146 implants. Int J Oral Maxillofac Implants 2002; 17:78-85.

217. Krennmair G, Weinländer M, Krainhöfner M, Piehslinger E: Implant-supported mandibular overdentures retained with ball or telescopic crown attachments: a 3-year prospective study. Int J Prosthodont 2006; 19:164-170.

218. Krennmair G, Krainhöfner M, Piehslinger E: Implant-supported mandibular overdentures retained with a milled bar: a retrospective study. Int J Oral Maxillofac Implants 2007; 22:987-994.

219. Krennmair G, Krainhöfner M, Waldenberger O, Piehslinger E: Dental implants as strategic supplementary abutments for implant-tooth-supported telescopic crown-retained maxillary dentures: a retrospective follow-up study for up to 9 years. Int J Prosthodont 2007; 20:617-622.

220. Krennmair G, Seemann R, Schmidinger S, Ewers R, Piehslinger E: Clinical outcome of root-shaped dental implants of various diameters: 5-year results. Int J Oral Maxillofac Implants 2010; 25:357-366.

221. Krennmair G, Seemann R, Weinländer M, Piehslinger E: Comparison of ball and telescopic crown attachments in implant-retained mandibular overdentures: a 5-year prospective study. Int J Oral Maxillofac Implants 2011; 26:598-606.

222. Krennmair G, Seemann R, Weinländer M, Wegscheider W, Piehslinger E: Implant-prosthodontic rehabilitation of anterior partial edentulism: a clinical review. Int J Oral Maxillofac Implants 2011; 26:1043-1050.

223. Krennmair G, Sütö D, Seemann R, Piehslinger E: Removable four implant-supported mandibular overdentures rigidly retained with telescopic crowns or milled bars: a 3-year prospective study. Clin Oral Implants Res 2012; 23:481-8.

224. Lambert FE, Weber HP, Susarla SM, Belser UC, Gallucci GO: Descriptive analysis of implant and prosthodontic survival rates with fixed implant-supported rehabilitations in the edentulous maxilla. J Periodontol 2009; 80:1220-1230.

225. Landolt A, Lang NP: Erfolg und Misserfolg bei Extensionsbrücken. Schweiz Monatsschr Zahnmed 1988; 98:239-244.

226. Laney WR, Jemt T, Harris D, Henry PJ, Krogh PH, Polizzi G, Zarb GA, Herrmann I: Osseointegrated implants for single-tooth replacement: progress report from a multicenter prospective study after 3 years. Int J Oral Maxillofac Implants 1994; 9:49-54.

227. Larsson C, Vult von Steyern P: Five-year follow-up of implant-supported Y-TZP and ZTA fixed dental prostheses. A randomized, prospective clinical trial comparing two different material systems. Int J Prosthodont 2010; 23:555-561.

228. Laurell L, Lundgren D, Falk H, Hugoson A: Long-term prognosis of extensive polyunit cantilevered fixed partial dentures. J Prosthet Dent 1991; 66:545-552.

229. Layton D: A critical appraisal of the survival and complication rates of tooth-supported all-ceramic and metal-ceramic fixed dental prostheses: the application of evidence-based dentistry. Int J Prosthodont 2011; 24:417-427.

230. Leempoel PJ, Eschen S, de Haan AF, Van't Hof MA: An evaluation of crowns and bridges in a general dental practice. J Oral Rehabil 1985; 12:515-528.

231. Leempoel PJ, Käyser AF, Van Rossum GM, De Haan AF: The survival rate of bridges. A study of 1674 bridges in 40 Dutch general practices. J Oral Rehabil 1995; 22:327-330.

232. Lehmann KM, Hellwig E, Wenz H-J: Zahnärztliche Propädeutik. Deutscher Zahnärzte Verlag, Köln 2012.

233. Lehner C, Studer S, Brodbeck U, Schärer P: Short term results of IPS-Empress full-porcelain crowns. J Prosthodont 1997; 6:20-30.

234. Lekholm U, van Steenberghe D, Herrmann I, Bolender C, Folmer T, Gunne J, Henry P, Higuchi K, Laney WR, Lindén U: Osseointegrated implants in the treatment of partially edentulous jaws: a prospective 5-year multicenter study. Int J Oral Maxillofac Implants 1994; 9:627-635.

235. Lekholm U, Gunne J, Henry P, Higuchi K, Lindén U, Bergström C, van Steenberghe D: Survival of the Brånemark implant in partially edentulous jaws: a 10-year prospective multicenter study. Int J Oral Maxillofac Implants 1999; 14:639-645.

236. Libby G, Arcuri MR, LaVelle WE, Hebl L: Longevity of fixed partial dentures. J Prosthet Dent 1997; 78:127-131.

237. Lindh T, Gunne J, Tillberg A, Molin M: A meta-analysis of implants in partial edentulism. Clin Oral Implants Res 1998; 9:80-90.

238. Lindquist E, Karlsson S: Success rate and failures for fixed partial dentures after 20 years of service: Part I. Int J Prosthodont 1998; 11:133-138.

239. Lövgren R, Andersson B, Carlsson GE, Ödman P: Prospective clinical 5-year study of ceramic-veneered titanium restorations with the Procera system. J Prosthet Dent 2000 84:514-521.

240.   Lulic M, Brägger U, Lang NP, Zwahlen M, Salvi GE: Ante's (1926) law revisited: a systematic review on survival rates and complications of fixed dental prostheses (FDPs) on severely reduced periodontal tissue support. Clin Oral Implants Res 2007; 18 Suppl 3:63-72.

241.   MacKay HF, Fenton AH, Zarb GA: Removable partial dentures and periodontal disease. Ont Dent 1978; 55:17-20.

242.   MacKay H, Fenton A, Zarb GA: Retention of free-end partial dentures. Ont Dent 1979; 56:13-6.

243.   Makarouna M, Ullmann K, Lazarek K, Boening KW: Six-year clinical performance of lithium disilicate fixed partial dentures. Int J Prosthodont 2011; 24:204-206.

244.   Makkonen TA, Holmberg S, Niemi L, Olsson C, Tammisalo T, Peltola J. A 5-year prospective clinical study of Astra Tech dental implants supporting fixed bridges or overdentures in the edentulous mandible. Clin Oral Implants Res 1997; 8:469-75.

245.   Malament KA, Socransky SS: Survival of Dicor glass-ceramic dental restorations over 14 years: Part I. Survival of Dicor complete coverage restorations and effect of internal surface acid etching, tooth position, gender, and age. J Prosthet Dent 1999; 81:23-32.

246.   Malament KA, Socransky SS: Survival of Dicor glass-ceramic dental restorations over 14 years. Part II: Effect of thickness of Dicor material and design of tooth preparation. J Prosthet Dent 1999; 81:662-667.

247.   Malament KA, Socransky SS: Survival of Dicor glass-ceramic dental restorations over 16 years. Part III: Effect of luting agent and tooth or tooth-substitute core structure. J Prosthet Dent 2001; 86:511-519.

248.   Malament KA, Socransky SS, Thompson V, Rekow D: Survival of glass-ceramic materials and involved clinical risk: variables affecting long-term survival. Pract Proced Aesthet Dent 2003; Suppl:5-11.

249.   Marbé W, Muschter W: Spitzenverbände der GKV – Untersuchung der Auswirkungen befundbezogener Festzuschüsse. Planungsgruppe M + MAG Hamburg, Dokumentation 2006, 5-46.

250.   Marklund S, Bergman B, Hedlund SO, Nilson H: An intraindividual clinical comparison of two metal-ceramic systems: a 5-year prospective study. Int J Prosthodont 2003; 16:70-73.

251. Marquardt P, Strub JR: Survival rates of IPS empress 2 all-ceramic crowns and fixed partial dentures: results of a 5-year prospective clinical study. Quintessence Int 2006; 37:253-259.

252. Martin JA, Bader JD: Five-year treatment outcomes for teeth with large amalgams and crowns. Oper Dent 1997; 22:72-78.

253. Marxkors R (Hrsg): Lehrbuch der zahnärztlichen Prothetik. Deutscher Zahnärzte Verlag, Köln 2010.

254. McCarthy T, White KL: Origins of health services research. Health Serv Res 2000; 35:375-387.

255. McLaren EA, White SN: Survival of In-Ceram crowns in a private practice: a prospective clinical trial. J Prosthet Dent 2000; 83:216-222.

256. Mengel R, Schröder T, Flores-de-Jacoby L: Osseointegrated implants in patients treated for generalized chronic periodontitis and generalized aggressive periodontitis: 3- and 5-year results of a prospective long-term study. J Periodontol 2001; 72: 977-989.

257. Mericske-Stern R: Removable partial dentures. Int J Prosthodont 2009; 22:508-511.

258. Mericske-Stern R, Grütter L, Rösch R, Mericske E: Clinical evaluation and prosthetic complications of single tooth replacements by non-submerged implants. Clin Oral Implants Res 2001; 12:309-318.

259. Mericske-Stern R, Oetterli M, Kiener P, Mericske E: A follow-up study of maxillary implants supporting an overdenture: clinical and radiographic results. Int J Oral Maxillofac Implants 2002; 17:678-686.

260. Mericske-Stern R, Probst D, Fahrländer F, Schellenberg M: Within-subject comparison of two rigid bar designs connecting two interforaminal implants: patients' satisfaction and prosthetic results. Clin Implant Dent Relat Res 2009; 11:228-237.

261. Mertens C, Steveling HG: Implant-supported fixed prostheses in the edentulous maxilla: 8-year prospective results. Clin Oral Implants Res 2011; 22:464-472.

262. Micheelis W, Schiffner U: Vierte Deutsche Mundgesundheitsstudie (DMS IV) Deutscher Zahnärzte Verlag, Köln 2006.

263. Minagi S: New telescopic crown design for removable partial dentures. J Prosthet Dent 1999; 81:684-688.

264. Miyamoto T, Morgano SM, Kumagai T, Jones JA, Nunn ME: Treatment history of teeth in relation to the longevity of the teeth and their restorations: outcomes of teeth treated and maintained for 15 years. J Prosthet Dent 2007; 97:150-156.

265. Mock F, Schrenker H, Stark H: Eine klinische Langzeitstudie zur Bewährung von Teleskopprothesen. Dtsch Zahnärztl Z 2005; 60:148-153.

266. Mojon P, Rentsch A, Budtz-Jørgensen E: Relationship between prosthodontic status, caries, and periodontal disease in a geriatric population. Int J Prosthodont 1995; 8:564-571.

267. Molin M, Bergmann B, Ericsson A: A clinical evaluation of conical crown-retained dentures. J Prosthet Dent 1993; 70:251-256.

268. Molin MK, Karlsson SL: Five-year clinical prospective evaluation of zirconia-based Denzir 3-unit FPDs. Int J Prosthodont 2008; 21:223-227.

269. Müller N, Pröschel P: Kronenrand und parodontale Reaktion. Dtsch Zahnärztl Z 1994; 49:30-36.

270. Naert IE, Gizani S, Vuylsteke M, van Steenberghe D: A randomised clinical trial on the influence of splinted and unsplinted oral implants in mandibular overdenture therapy. A 3-year report. Clin Oral Investig 1997; 1:81-8.

271. Naert I, Gizani S, van Steenberghe D: Rigidly splinted implants in the resorbed maxilla to retain a hinging overdenture: a series of clinical reports for up to 4 years. J Prosthet Dent 1998; 79:156-164.

272. Naert I, Koutsikakis G, Duyck J, Quirynen M, Jacobs R, van Steenberghe D: Biologic outcome of single-implant restorations as tooth replacements: a long-term follow-up study. Clin Implant Dent Relat Res 2000; 2:209-218.

273. Naert I, Koutsikakis G, Duyck J, Quirynen M, Jacobs R, van Steenberghe D: Biologic outcome of implant-supported restorations in the treatment of partial edentulism. part I: a longitudinal clinical evaluation. Clin Oral Implants Res 2002; 13:381-389.

274. Naert I, Koutsikakis G, Quirynen M, Duyck J, van Steenberghe D, Jacobs R: Biologic outcome of implant-supported restorations in the treatment of partial edentulism. Part 2: a longitudinal radiographic study. Clin Oral Implants Res 2002; 13:390-395.

275. Naert I, Van der Donck A, Beckers L: Precision of fit and clinical evaluation of all-ceramic full restorations followed between 0.5 and 5 years. J Oral Rehabil 2005; 32:51-57.

276. Nahara Y, Sadamori S, Hamada T: Clinical evaluation of castable apatite ceramic crowns. J Prosthet Dent 1991; 66:754-758.

277. Näpänkangas R, Salonen-Kemppi MA, Raustia AM: Longevity of fixed metal ceramic bridge prostheses: a clinical follow-up study. J Oral Rehabil 2002; 29:140-145.

278. Neugebauer EAM, Pfaff H, Schrappe M, Glaeske G: Versorgungsforschung – Konzept, Methoden und Herausforderungen. In: Kirch W, Badura B, Pfaff H (Hrsg): Prävention und Versorgungsforschung. Springer Medizin Verlag, Heidelberg 2008, 81-94.

279. Neukam F: Lebenserwartung von Implantaten und Implantatlager. Wissenschaftliche Stellungnahme der DGZMK. Dtsch Zahnärztl Z 2000; 55:587-588.

280. Nickenig A, Friedrich R, Kerschbaum Th: Steg-Gelenk- vs. Teleskop-Prothesen im reduzierten Restgebiss. Dtsch Zahnärztl Z 1993; 48:566-569.

281. Nickenig A, Kerschbaum Th: Langzeitbewährung von Teleskop-Prothesen. Dtsch Zahnärztl Z 1995; 50:753-755.

282. Niedermeier W, Rießner EM: Beweglichkeit von Prothesenpfeilern unter dem Einfluss verschiedenartiger Konstruktionselemente. Dtsch Zahnärztl Z 1994; 49:25-29.

283. Nyman S, Ericsson I: The capacity of reduced periodontal tissues to support fixed bridgework. J Clin Periodontol 1982; 9:409-414.

284. Odén A, Andersson M, Krystek-Ondracek I, Magnusson D: Five-year clinical evaluation of Procera AllCeram crowns. J Prosthet Dent 1998; 80:450-456.

285. Ödman P, Andersson B: Procera AllCeram crowns followed for 5 to 10.5 years: a prospective clinical study. Int J Prosthodont 2001; 14:504-509.

286. Oesterreich D, Ziller S: Was kann zahnmedizinische Versorgungsforschung leisten? In: Kirch W, Badura B, Pfaff H (Hrsg): Prävention und Versorgungsforschung. Springer Medizin Verlag, Heidelberg 2008, 941-954.

287. Olsson M, Gunne J, Astrand P, Borg K: Bridges supported by free-standing implants versus bridges supported by tooth and implant. A five-year prospective study. Clin Oral Implants Res 1995; 6:114-121.

288. Orbach KA: Langfristige klinische Bewährung von klammerverankerten Einstückgussprothesen – Eine retrospektive Longitudinalstudie. Med Diss, Gießen 2011.

289. Ormianer Z, Palti A: Long-term clinical evaluation of tapered multi-threaded implants: results and influences of potential risk factors. J Oral Implantol 2006; 32:300-307.

290. Örtorp A, Jemt T: Clinical experiences of implant-supported prostheses with laser-welded titanium frameworks in the partially edentulous jaw: a 5-year follow-up study. Clin Implant Dent Relat Res 1999; 1:84-91.

291. Örtorp A, Linden B, Jemt T: Clinical experiences with laser-welded titanium frameworks supported by implants in the edentulous mandible: a 5-year follow-up study. Int J Prosthodont 1999; 12:65-72.

292. Örtorp A, Jemt T: Laser-welded titanium frameworks supported by implants in the partially edentulous mandible: a 10-year comparative follow-up study. Clin Implant Dent Relat Res 2008; 10:128-39.

293. Örtorp A, Jemt T: Early laser-welded titanium frameworks supported by implants in the edentulous mandible: a 15-year comparative follow-up study. Clin Implant Dent Relat Res 2009; 11:311-322.

294. Örtorp A, Ascher A, Svanborg P: A 5-year retrospective study of cobalt-chromium-based single crowns inserted in a private practice. Int J Prosthodont 2012; 25:480-483.

295. Öwall BE, Almfeldt I, Helbo M: Twenty-year experience with 12-unit fixed partial dentures supported by two abutments. Int J Prosthodont 1991; 4:24-29.

296. Öwall B, Budtz-Jörgensen E, Davenport J, Mushimoto E, Palmqvist S, Renner R, Sofou A, Wöstmann B: Removable partial denture design: a need to focus on hygienic principles? Int J Prosthodont 2002; 15:371-378.

297. Palmer RM, Palmer PJ, Smith BJ: A 5-year prospective study of Astra single tooth implants. Clin Oral Implants Res 2000; 11:179-182.

298. Palmqvist S, Swartz B: Artificial crowns and fixed partial dentures 18 to 23 years after placement. Int J Prosthodont 1993; 6:279-285.

299. Palmqvist S, Söderfeldt B: Multivariate analyses of factors influencing the longevity of fixed partial dentures, retainers, and abutments. J Prosthet Dent 1994; 71:245-250.

300. Panek H, Krawczykowska H, Dobosz A, Napadłek P, Panek BA, Sosna-Gramza M: Follow-up visits as a measure of adaptation process to removable prostheses. Gerodontology 2006; 23:87-92.

301.   Pang SE: A report of anterior In-Ceram restorations. Ann Acad Med Singapore 1995; 24:33-37.

302.   Parein AM, Eckert SE, Wollan PC, Keller EE: Implant reconstruction in the posterior mandible: a long-term retrospective study. J Prosthet Dent 1997; 78:34-42.

303.   Petersson K, Pamenius M, Eliasson A, Narby B, Holender F, Palmqvist S, Håkansson J: 20-year follow-up of patients receiving high-cost dental care within the Swedish Dental Insurance System: 1977-1978 to 1998-2000. Swed Dent J 2006; 30:77-86.

304.   Pfaff H: Versorgungsforschung – Begriffsbestimmung, Gegenstand und Aufgaben. In: Pfaff H, Schrappe M, Lauterbach KW, Engelmann U, Halber M (Hrsg): Gesundheitsversorgung und Disease Management. Grundlagen und Anwendungen der Versorgungsforschung. Hans Huber Verlag, Bern 2003, 13-23.

305.   Pfeiffer M, Schäfer G, van Loe M, Hohlbach W, Müller A, Borm V, Hecklinger M, Ammann A: DPF-Interaktiv: Digitale Planungshilfe zum Festzuschusssystem. KZBV, Köln 2008.

306.   Pfeiffer P, Kerschbaum Th: Ergebnisqualität silikatisierter Metall-Kunstoffverbindungen in Dentallaboratorien. Dtsch Zahnärztl Z 1994; 49:732-735.

307.   Piwowarczyk A, Köhler KC, Bender R, Büchler A, Lauer HC, Ottl P: Prognosis for abutment teeth of removable dentures: a retrospective study. J Prosthodont 2007; 16:377-382.

308.   Pjetursson BE, Tan K, Lang NP, Brägger U, Egger M, Zwahlen M: A systematic review of the survival and complication rates of fixed partial dentures (FPDs) after an observation period of at least 5 years. I. Implant-supported FPDs. Clin Oral Implants Res 2004; 15:625-642.

309.   Pjetursson BE, Tan K, Lang NP, Brägger U, Egger M, Zwahlen M: A systematic review of the survival and complication rates of fixed partial dentures (FPDs) after an observation period of at least 5 years. IV. Cantilever or extension FPDs. Clin Oral Implants Res 2004; 15:667-676.

310.   Pjetursson BE, Sailer I, Zwahlen M, Hämmerle CH: A systematic review of the survival and complication rates of all-ceramic and metal-ceramic reconstructions after an observation period of at least 3 years. Part I: Single crowns. Clin Oral Implants Res 2007; 18 Suppl 3:73-85.

311.   Pjetursson BE, Brägger U, Lang NP, Zwahlen M: Comparison of survival and complication rates of tooth-supported fixed dental prostheses (FDPs) and implant-supported FDPs and single crowns (SCs). Clin Oral Implants Res 2007; 18 Suppl 3:97-113.

312.   Pjetursson BE, Lang NP: Prosthetic treatment planning on the basis of scientific evidence. J Oral Rehabil 2008; 35:72-79.

313.   Pjetursson BE, Thoma D, Jung R, Zwahlen M, Zembic A: A systematic review of the survival and complication rates of implant-supported fixed dental prostheses (FDPs) after a mean observation period of at least 5 years. Clin Oral Implants Res 2012; 23 Suppl 6:22-38.

314.   Polizzi G, Fabbro S, Furri M, Herrmann I, Squarzoni S: Clinical application of narrow Brånemark System implants for single-tooth restorations. Int J Oral Maxillofac Implants 1999; 14:496-503.

315.   Pospiech P: Die prophylaktisch orientierte Versorgung mit Teilprothesen. Thieme Verlag, Stuttgart, New York 2001.

316.   Pröbster L: Survival rate of In-Ceram restorations. Int J Prosthodont 1993; 6:259-263.

317.   Pröbster L: Four year clinical study of glass-infiltrated, sintered alumina crowns. J Oral Rehabil 1996; 23:147-151.

318.   Pröbster L: Klinische Langzeiterfahrungen mit vollkeramischen Kronen aus In-Ceram. Quintessenz 1997; 48:1639-1646.

319.   Purcell BA, McGlumphy EA, Holloway JA, Beck FM: Prosthetic complications in mandibular metal-resin implant-fixed complete dental prostheses: a 5- to 9-year analysis. Int J Oral Maxillofac Implants 2008; 23:847-857.

320.   Rädel M, Schütte U, Walter M, Hoffmann T: Zahnmedizinische Versorgungsforschung. Die letzte Meile des Gesundheitssystems. Zahnärztl Mitt 2012; 102:2038-2039.

321.   Raghoebar GM, Schoen P, Meijer HJ, Stellingsma K, Vissink A: Early loading of endosseous implants in the augmented maxilla: a 1-year prospective study. Clin Oral Implants Res 2003; 14:697-702.

322.   Raigrodski AJ, Chiche GJ, Potiket N, Hochstedler JL, Mohamed SE, Billiot S, Mercante DE: The efficacy of posterior three-unit zirconium-oxide-based ceramic fixed partial dental prostheses: a prospective clinical pilot study. J Prosthet Dent 2006; 96:237-244.

323. Randow K, Glantz PO, Zöger B: Technical failures and some related clinical complications in extensive fixed prosthodontics. An epidemiological study of long-term clinical quality. Acta Odontol Scand 1986; 44:241-55.

324. Rehmann P, Schmitt-Plank C, Balkenhol M, Wöstmann B, Ferger P: Klinische Bewährung von Teleskop-Prothesen mit ausschließlicher Verankerung auf den Unterkiefereckzähnen. Dtsch Zahnärztl Z 2004; 59:581-584.

325. Rehmann P, Weber A, Balkenhol M, Wöstmann B, Ferger P: Retrospektive Longitudinalstudie über die langfristige Bewährung von Teleskopprothesen unter besonderer Berücksichtigung der Instandhaltungskosten. Dtsch Zahnärztl Z 2006; 61:403-409.

326. Reichen-Graden S, Lang NP: Periodontal and pulpal conditions of abutment teeth. Status after four to eight years following the incorporation of fixed reconstructions. Schweiz Monatsschr Zahnmed 1989; 99:1381-1385.

327. Reitemeier B, Hänsel K, Kastner C, Walter MH: Metal-ceramic failure in noble metal crowns: 7-year results of a prospective clinical trial in private practices. Int J Prosthodont 2006; 19:397-399.

328. Rentsch-Kollar A, Huber S, Mericske-Stern R: Mandibular implant overdentures followed for over 10 years: patient compliance and prosthetic maintenance. Int J Prosthodont 2010; 23:91-98.

329. Reuter JE, Brose MO: Failures in full crown retained dental bridges. Br Dent J 1984; 157:61-63.

330. Ridell A, Gröndahl K, Sennerby L: Placement of Brånemark implants in the maxillary tuber region: anatomical considerations, surgical technique and long-term results. Clin Oral Implants Res 2009; 20:94-98.

331. Rinke S: Klinische Bewährung von vollkeramischen Extensionsbrücken: 2-Jahres-Ergebnisse. Quintessenz 2006; 57:139-146.

332. Rocha EP, Francisco SB, Del Bel Cury AA, Cury JA: Longitudinal study of the influence of removable partial denture and chemical control on the levels of Streptococcus mutans in saliva. J Oral Rehabil 2003; 30:131-138.

333. Rodriguez AM, Orenstein IH, Morris HF, Ochi S: Survival of various implant-supported prosthesis designs following 36 months of clinical function. Ann Periodontol 2000; 5:101-108.

334.   Röhrig B, Du Prel JB, Wachtlin D, Blettner M : Studientypen in der medizinischen Forschung – Teil 3 der Serie zur Bewertung wissenschaftlicher Publikationen. Dtsch Zahnärztl Z 2010; 65:588-594.

335.   Romeo E, Lops D, Margutti E, Ghisolfi M, Chiapasco M, Vogel G: Implant-supported fixed cantilever prostheses in partially edentulous arches. A seven-year prospective study. Clin Oral Implants Res 2003; 14:303-311.

336.   Romeo E, Tomasi C, Finini I, Casentini P, Lops D: Implant-supported fixed cantilever prosthesis in partially edentulous jaws: a cohort prospective study. Clin Oral Implants Res 2009; 20:1278-1285.

337.   Romeo E, Storelli S: Systematic review of the survival rate and the biological, technical, and aesthetic complications of fixed dental prostheses with cantilevers on implants reported in longitudinal studies with a mean of 5 years follow-up. Clin Oral Implants Res 2012; 23 Suppl 6:39-49.

338.   Rosenstiel SF, Land MF, Fujimoto J: Contemporary fixed prothodontics. Mosby Elsevier, St. Louis, Missouri 2006.

339.   Rudel K: Patientenbezogene Analyse der Überlebenszeit und des prothetischen Nachsorgebedarfes von implantatgestütztem Zahnersatz. Med Diss, Gießen 2011.

340.   Runov J, Kroone H, Stoltze K, Maeda T, El Ghamrawy E, Brill N: Host response to two different designs of minor connector. J Oral Rehabil 1980; 7:147-153.

341.   Sailer I, Fehér A, Filser F, Gauckler LJ, Lüthy H, Hämmerle CH: Five-year clinical results of zirconia frameworks for posterior fixed partial dentures. Int J Prosthodont 2007; 20:383-388.

342.   Sailer I, Pjetursson BE, Zwahlen M, Hämmerle CH: A systematic review of the survival and complication rates of all-ceramic and metal-ceramic reconstructions after an observation period of at least 3 years. Part II: Fixed dental prostheses. Clin Oral Implants Res 2007; 18 Suppl 3: 86-96.

343.   Sailer I, Gottnerb J, Kanelb S, Hammerle CH: Randomized controlled clinical trial of zirconia-ceramic and metal-ceramic posterior fixed dental prostheses: a 3-year follow-up. Int J Prosthodont 2009; 22:553-560.

344.   Saito M, Notani K, Miura Y, Kawasaki T: Complications and failures in removable partial dentures: a clinical evaluation. J Oral Rehabil 2002; 29:627-633.

345.   Salido MP, Martinez-Rus F, del Rio F, Pradies G, Ozcan M, Suarez MJ: Prospective clinical study of zirconia-based posterior four-unit fixed dental prostheses: four-year follow-up. Int J Prosthodont 2012; 25:403-409.

346.   Salinas TJ, Eckert SE: In patients requiring single-tooth replacement, what are the outcomes of implant- as compared to tooth-supported restorations? Int J Oral Maxillofac Implants 2007; 22 Suppl:71-95.

347.   Sax C, Hämmerle CH, Sailer I: 10-year clinical outcomes of fixed dental prostheses with zirconia frameworks. Int J Comput Dent 2011; 14:183-202.

348.   Schaaf D: Überlebenszeitanalysen von Extensions- und überspannten Brücken – Eine retrospektive Longitudinalstudie. Med Diss, Gießen 2011.

349.   Scheller H, Urgell JP, Kultje C, Klineberg I, Goldberg PV, Stevenson-Moore P, Alonso JM, Schaller M, Corria RM, Engquist B, Toreskog S, Kastenbaum F, Smith CR: A 5-year multicenter study on implant-supported single crown restorations. Int J Oral Maxillofac Implants 1998; 13:212-218.

350.   Scherrer SS, De Rijk WG, Wiskott HW, Belser UC: Incidence of fractures and lifetime predictions of all-ceramic crown systems using censored data. Am J Dent 2001; 14:72-80.

351.   Scheuber S, Hicklin S, Brägger U: Implants versus short-span fixed bridges: survival, complications, patients' benefits. A systematic review on economic aspects. Clin Oral Implants Res 2012; 23 Suppl 6·50 62.

352.   Schley JS, Heussen N, Reich S, Fischer J, Haselhuhn K, Wolfart S: Survival probability of zirconia-based fixed dental prostheses up to 5 yr: a systematic review of the literature. Eur J Oral Sci 2010; 118:443-450.

353.   Schlösser R, Kerschbaum T, Ahrens FJ, Cramer M: Überlebensrate von Teil- und Vollgusskronen. Dtsch Zahnärztl Z 1993; 48:696-698.

354.   Schmacke N: Versorgungsforschung – auf dem Weg zu einer Theorie der „letzten Meile". Gesundh Ökon Qual Manag 2004; 9:167-171.

355.   Schmidlin K, Schnell N, Steiner S, Salvi GE, Pjetursson B, Matuliene G, Zwahlen M, Brägger U, Lang NP: Complication and failure rates in patients treated for chronic periodontitis and restored with single crowns on teeth and/or implants. Clin Oral Implants Res 2010; 21:550-557.

356.   Schmitt A, Zarb GA: The longitudinal clinical effectiveness of osseointegrated dental implants for single-tooth replacement. Int J Prosthodont 1993; 6:197-202.

357.   Schmitt J, Holst S, Wichmann M, Reich S, Gollner M, Hamel J: Zirconia posterior fixed partial dentures: a prospective clinical 3-year follow-up. Int J Prosthodont 2009; 22:597-603.

358.   Schnaidt U, Kahlstorf M, Tschernitschek H: Vergleichende Untersuchung zur Verweildauer von Teilkronen-, Extensions- und Endpfeilerbrücken. Dtsch Zahnärztl Z 2011; 66:348-354.

359.   Schneider D, Witt L, Hämmerle CH: Influence of the crown-to-implant length ratio on the clinical performance of implants supporting single crown restorations: a cross-sectional retrospective 5-year investigation. Clin Oral Implants Res 2012; 23:169-174.

360.   Schrott AR, Linke JJ, Graef F, Wichmann MG, Heckmann SM: Teleskopstabilisierter Zahnersatz auf zwei interforaminalen Implantaten – klinische und röntgenologische 10-Jahres-Ergebnisse. Z Zahnärztl Impl 2004; 20:100-105.

361.   Schütte U, Walter M: Dental Public Health und Versorgungsforschung. In: Kirch W, Badura B, Pfaff H (Hrsg): Prävention und Versorgungsforschung. Springer Medizin Verlag, Heidelberg 2008, 955-972.

362.   Schwartz-Arad D, Samet N, Samet N: Single tooth replacement of missing molars: a retrospective study of 78 implants. J Periodontol 1999; 70: 449-454.

363.   Scotti R, Catapano S, D'Elia A: A clinical evaluation of In-Ceram crowns. Int J Prosthodont 1995; 8:320-323.

364.   Scriba PC, Fuchs C: Versorgungsforschung. Richtungsweisende Förderinitiative. Dtsch Ärztebl 2010; 107:A 812-816.

365.   Scurria MS, Bader JD, Shugars DA: Meta-analysis of fixed partial denture survival: prostheses and abutments. J Prosthet Dent 1998; 79:459-464.

366.   Segal BS: Retrospective assessment of 546 all-ceramic anterior and posterior crowns in a general practice. J Prosthet Dent 2001; 85:544-550.

367.   Shugars DA, Bader JD, White BA, Scurria MS, Hayden WJ Jr, Garcia RI: Survival rates of teeth adjacent to treated and untreated posterior bounded edentulous spaces. J Am Dent Assoc. 1998; 129:1089-1095.

368.   Sjögren G, Lantto R, Granberg A, Sundsuöm BO, Tillberg A: Clinical examination of leucite-reinforced glass-ceramic crowns (Empress) in general practice: a retrospective study. Int J Prosthodont 1999; 12:122-128.

369.   Sjögren G, Lantto R, Tillberg A: Clinical evaluation of all-ceramic crowns (Dicor) in general practice. J Prosthet Dent 1999; 81:277-284.

370.   Slot W, Raghoebar GM, Vissink A, Huddleston Slater JJ, Meijer HJ: A systematic review of implant-supported maxillary overdentures after a mean observation period of at least 1 year. J Clin Periodontol 2010; 37:98-110.

371.   Smales RJ, Hawthorne WS: Long-term survival of extensive amalgams and posterior crowns. J Dent 1997; 25:225-227.

372.   Smith BGN: Planning and making crowns and bridges. The Livery House, London 1998.

373.   Sorensen JA, Choi C, Fanuscu MI, Mito WT: IPS Empress crown system: three-year clinical trial results. J Calif Dent Assoc 1998; 26:130-136.

374.   Sorensen JA, Kang SK, Torres TJ, Knode H: In-Ceram fixed partial dentures: three-year clinical trial results. J Calif Dent Assoc 1998; 26:207-14.

375.   Stark H, Schrenker H: Bewährung teleskopverankerter Prothesen – eine klinische Langzeitstudie. Dtsch Zahnärztl Z 1998; 53:183-186.

376.   Stober T, Bermejo JL, Beck-Mussoter J, Seche AC, Lehmann F, Koob J, Rammelsberg P: Clinical performance of conical and electroplated telescopic double crown-retained partial dentures: a randomized clinical study. Int J Prosthodont 2012; 25:209-216.

377.   Strassburger C, Heydecke G, Kerschbaum Th: Influence of Prosthetic and Implant Therapy on Satisfaction and Quality of Life: A Systematic Literature Review. Part 1 – Characteristics of the Studies. Int J Prosthodont 2004; 17:83-93.

378.   Strassburger C, Kerschbaum I, Heydecke G: Influence of implant and conventional prostheses on satisfaction and quality of life: A literature review. Part 2: Qualitative analysis and evaluation of the studies. Int J Prosthodont 2006; 19:339-348.

379.   Strub JR, Kern M, Türp JC, Witkowski S, Heydecke G, Wolfart S: Curriculum Prothetik. Quintessenz, Berlin 2011.

380.   Studer S, Lehner C, Brodbeck U, Schärer P: Six-year results of leucite-reinforced glass ceramic crowns. Acta Med Dent Helv 1998; 3:218-225.

381.   Studer SP, Mäder C, Stahel W, Schärer P: A retrospective study of combined fixed-removable reconstructions with their analysis of failures. J Oral Rehabil. 1998; 25:513-526.

382.   Suárez MJ, Lozano JF, Paz Salido M, Martínez F: Three-year clinical evaluation of In-Ceram Zirconia posterior FPDs. Int J Prosthodont 2004; 17:35-38.

383.   Sundh B, Ödman P: A study of fixed prosthodontics performed at a university clinic 18 years after insertion. Int J Prosthodont 1997; 10:513-519.

384.   Szentpétery AG, John MT, Slade GD, Setz JM: Problems reported by patients before and after prosthodontic treatment. Int J Prosthodont 2005; 18:124-130.

385. Szentpétery V, Lautenschläger C, Setz JM: Mobilität von Friktionsteleskoppfeilern im stark reduzierten Restgebiss – 3-Jahresergebnisse einer klinischen Studie. Dtsch Zahnärztl Z 2010; 65:654-664.

386. Szentpétery V, Lautenschläger C, Setz JM: Longevity of frictional telescopic crowns in the severely reduced dentition: 3-year results of a longitudinal prospective clinical study. Quintessence Int 2010; 41:749-758.

387. Szentpetery V, Lautenschlager C, Setz JM: Frictional telescopic crowns in severely reduced dentitions: a 5-year clinical outcome study. Int J Prosthodont 2012; 25:217-220.

388. Tan K, Pjetursson BE, Lang NP, Chan ES: A systematic review of the survival and complication rates of fixed partial dentures (FPDs) after an observation period of at least 5 years. Clin Oral Implants Res 2004; 15:654-666.

389. Taskonak B, Sertgöz A: Two-year clinical evaluation of lithia-disilicate-based all-ceramic crowns and fixed partial dentures. Dent Mater 2006; 22:1008-1013.

390. Tinschert J, Natt G, Latzke P, Schulze K, Heussen N, Spiekermann H: Vollkeramische Brücken aus DC-Zirkon – Ein klinisches Konzept mit Erfolg? Dtsch Zahnärztl Z 2005; 60:435-445.

391. Tinschert J, Schulze KA, Natt G, Latzke P, Heussen N, Spiekermann H: Clinical behavior of zirconia-based fixed partial dentures made of DC-Zirkon: 3-year results. Int J Prosthodont 2008; 21:217-222.

392. Urdaneta RA, Rodriguez S, McNeil DC, Weed M, Chuang SK: The effect of increased crown-to-implant ratio on single-tooth locking-taper implants. Int J Oral Maxillofac Implants 2010; 25:729-743.

393. Valderhaug J: A 15-year clinical evaluation of fixed prosthodontics. Acta Odontol Scand 1991; 49:35-40.

394. Valderhaug J, Jokstad A, Ambjørnsen E, Norheim PW: Assessment of the periapical and clinical status of crowned teeth over 25 years. J Dent 1997; 25:97-105.

395. Valenti M, Valenti A: Retrospective survival analysis of 261 lithium disilicate crowns in a private general practice. Quintessence Int 2009; 40:573-579.

396. Van Dijken JW, Hasselrot L, Ormin A, Olofsson AL: Restorations with extensive dentin/enamel-bonded ceramic coverage. A 5-year follow-up. Eur J Oral Sci 2001; 109:222-229.

397. Van Nieuwenhuysen JP, D'Hoore W, Carvalho J, Qvist V: Long-term evaluation of extensive restorations in permanent teeth. J Dent 2003; 31:395-405.

398. Vanzeveren C, D'Hoore W, Bercy P, Leloup G: Treatment with removable partial dentures: a longitudinal study. Part I. J Oral Rehabil. 2003; 30:447-458.

399. Vanzeveren C, D'Hoore W, Bercy P, Leloup G: Treatment with removable partial dentures: a longitudinal study. Part II. J Oral Rehabil. 2003; 30:459-469.

400. Vargas RB, Landon BE, Shapiro MF: The future of health services research in academic medicine. Am J Med 2004; 116:503-507.

401. Vermeulen AH, Keltjens HM, van't Hof MA, Kayser AF: Ten-year evaluation of removable partial dentures: survival rates based on retreatment, not wearing and replacement. J Prosthet Dent 1996; 76:267-272.

402. Vigolo P, Givani A: Platform-switched restorations on wide-diameter implants: a 5-year clinical prospective study. Int J Oral Maxillofac Implants 2009; 24:103-109.

403. Visser A, Raghoebar GM, Meijer HJ, Vissink A: Implant-retained maxillary overdentures on milled bar suprastructures: a 10-year follow-up of surgical and prosthetic care and aftercare. Int J Prosthodont 2009; 22:181-192.

404. Vult von Steyern P, Jönsson O, Nilner K: Five-year evaluation of posterior all-ceramic three-unit (In-Ceram) FPDs. Int J Prosthodont 2001; 14:379-384.

405. Wagner B, Kern M: Clinical evaluation of removable partial dentures 10 years after insertion: success rate, hygienic problems, and technical failures. Clin Oral Invest 2000; 4:74-80.

406. Walter M: Public Health. In: Reitemeier B, Schwenzer N, Ehrenfeld M (Hrsg): Einführung in die Zahnmedizin. Georg Thieme Verlag, Stuttgart, New York 2006, 132-134.

407. Walter MH, Wolf BH, Wolf AE, Boening KW: Six-year clinical performance of all-ceramic crowns with alumina cores. Int J Prosthodont 2006; 19:162-163.

408. Walther W: The concept of a shortened dental arch. Int J Prosthodont 2009; 22:529-530.

409. Walther W, Heners P, Surkau P: Initialbefund und Tragedauer der transversalbügelfreien, gewebeintegrierten Konus-Konstruktion. Dtsch Zahnärztl Z 2000; 55:780-784.

410. Walton TR: A ten-year longitudinal study of fixed prosthodontics: 1. Protocol and patient profile. Int J Prosthodont 1997; 10:325-331.

411. Walton TR: A 10-year longitudinal study of fixed prosthodontics: clinical characteristics and outcome of single-unit metal-ceramic crowns. Int J Prosthodont 1999; 12:519-526.

412.   Walton TR: An up to 15-year longitudinal study of 515 metal-ceramic FPDs: Part 1. Outcome. Int J Prosthodont 2002; 15:439-445.

413.   Walton TR: An up to 15-year longitudinal study of 515 metal-ceramic FPDs: Part 2. Modes of failure and influence of various clinical characteristics. Int J Prosthodont 2003; 16:177-182.

414.   Walton TR: Changes in the outcome of metal-ceramic tooth-supported single crowns and FDPs following the introduction of osseointegrated implant dentistry into a prosthodontic practice. Int J Prosthodont 2009; 22:260-267.

415.   Wassermann A, Kaiser M, Strub JR: Clinical long-term results of VITA In-Ceram Classic crowns and fixed partial dentures: A systematic literature review. Int J Prosthodont 2006; 19:355-363.

416.   Watzek G, Weber R, Bernhart T, Ulm C, Haas R: Treatment of patients with extreme maxillary atrophy using sinus floor augmentation and implants: preliminary results. Int J Oral Maxillofac Surg 1998; 27:428-434.

417.   Weber A: Überlebenszeitanalysen von teleskopverankerten Teilprothesen unter besonderer Berücksichtigung der Folgekosten. Med Diss, Gießen 2005.

418.   Weimann F: Zur durchschnittlichen Verweildauer von Einstückgussprothesen. Med Diss, Gießen 2000.

419.   Weischer T, Mohr C: Implant-supported mandibular telescopic prostheses in oral cancer patients: an up to 9-year retrospective study. Int J Prosthodont 2001; 14:329-334.

420.   Weng D, Richter EJ: Maxillary removable prostheses retained by telescopic crowns on two implants or two canines. Int J Periodontics Restorative Dent 2007; 27:35-41.

421.   Wennerberg A, Jemt T: Complications in partially edentulous implant patients: a 5-year retrospective follow-up study of 133 patients supplied with unilateral maxillary prostheses. Clin Implant Dent Relat Res 1999; 1:49-56.

422.   Wennström JL, Ekestubbe A, Gröndahl K, Karlsson S, Lindhe J: Oral rehabilitation with implant-supported fixed partial dentures in periodontitis-susceptible subjects. A 5-year prospective study. J Clin Periodontol 2004; 31:713-724.

423.   Wennström JL, Ekestubbe A, Gröndahl K, Karlsson S, Lindhe J: Implant-supported single-tooth restorations: a 5-year prospective study. J Clin Periodontol 2005; 32:567-574.

424. Wenz HJ, Lehmann KM: A telescopic crown concept for the restoration of the partially edentulous arch: The Marburg double crown system. Int J Prosthodont 1998; 11:541-550.

425. Wenz HJ, Hertrampf K, Lehmann KM: Clinical longevity of removable partial dentures retained by telescopic crowns: Outcome of the double crown with clearance fit. Int J Prosthodont 2001; 14:207-213.

426. Westermann W, Kerschbaum Th, Hain H: Verweildauer von ausgedehnten Amalgamfüllungen. Dtsch Zahnärztl Z 1990; 45:743-747.

427. Widbom T, Löfquist L, Widbom C, Söderfeldt B, Kronström M: Tooth-supported telescopic crown-retained dentures: An up to 9-year retrospective clinical follow-up study. Int J Prosthodont 2004; 17:29-34.

428. Widbom C, Söderfeldt B, Kronström M: A retrospective evaluation of treatments with implant-supported maxillary overdentures. Clin Implant Dent Relat Res 2005; 7:166-172.

429. Witt CM, Treszl A, Wegschneider K: Comparative Effectiveness Research: Externer Validität auf der Spur. Dtsch Ärztebl 2011; 108:A 2468-2474.

430. Wolfart S, Eschbach S, Scherrer S, Kern M: Clinical outcome of three-unit lithium-disilicate glass-ceramic fixed dental prostheses. up to 8 years results. Dent Mater 2009; 25:e63-71.

431. Wolfart S, Harder S, Eschbach S, Lehmann F, Kern M: Four-year clinical results of fixed dental prostheses with zirconia substructures (Cercon): end abutments vs. cantilever design. Eur J Oral Sci 2009; 117:741-749.

432. Wolleb K, Sailer I, Thoma A, Menghini G, Hammerle CH: Clinical and radiographic evaluation of patients receiving both tooth- and implant-supported prosthodontic treatment after 5 years of function. Int J Prosthodont 2012; 25:252-259.

433. Wöstmann B: Tragedauer von klammerverankerten Einstückgussprothesen im überwachten Gebrauch. Dtsch Zahnärztl Z 1997; 52:100-104.

434. Wöstmann B, Budtz-Jørgensen E, Jepson N, Mushimoto E, Palmqvist S, Sofou A, Öwall B: Indications for removable partial dentures: a literature review. Int J Prosthodont 2005; 18:139-145.

435. Wöstmann B, Balkenhol M, Weber A, Ferger P, Rehmann P: Long-term analysis of telescopic crown retained removable partial dentures: survival and need for maintenance. J Dent 2007; 35:939-945.

436.   Wöstmann B, Balkenhol M, Kothe A, Ferger P: Dental impact on daily living of telescopic crown-retained partial dentures. Int J Prosthodont 2008; 21:419-421.

437.   Wöstmann B, Rehmann P: Gerostomatologie und Prothetik. Zahnmedizin up2date 2009; 3:411-428.

438.   Wöstmann B, Rehmann P: Definitive Versorgung des Lückengebisses mit herausnehmbarem Zahnersatz – Differentialindikationen. Stand: 24.11.2011. http://www.dgzmk.de/zahnaerzte/wissenschaft-forschung/mitteilungen/details/ document/definitive-versorgung-des-lueckengebisses-mit-herausnehmbarem-zahnersatz-differentialindikatione.html (29.10.2012).

439.   Wyatt CC, Zarb GA: Treatment outcomes of patients with implant-supported fixed partial prostheses. Int J Oral Maxillofac Implants 1998; 13:204-211.

440.   Yi SW, Ericsson I, Carlsson GE, Wennström JL. Long-term follow-up of cross-arch fixed partial dentures in patients with advanced periodontal destruction. Evaluation of the supporting tissues. Acta Odontol Scand 1995; 53:242-248.

441.   Yi SW, Carlsson GE, Ericsson I, Wennström JL: Long-term follow-up of cross-arch fixed partial dentures in patients with advanced periodontal destruction: evaluation of occlusion and subjective function. J Oral Rehabil 1996; 23:186-196.

442.   Yi SW, Carlsson GE, Ericsson I: Prospective 3-year study of cross-arch fixed partial dentures in patients with advanced periodontal disease. J Prosthet Dent 2001; 86:489-494.

443.   Yusof Z, Isa Z: Periodontal status of teeth in contact with denture in removable partial denture wearers. J Oral Rehabil 1994; 21:77-86.

444.   Zarb GA, Mackay HF: The partially edentulous patient. II. A rationale for treatment. Aust Dent J 1980; 25:152-62.

445.   Zarb GA, Schmitt A: The longitudinal clinical effectiveness of osseointegrated dental implants in anterior partially edentulous patients. Int J Prosthodont 1993; 6:180-188.

446.   Zarb GA, Schmitt A: The longitudinal clinical effectiveness of osseointegrated dental implants in posterior partially edentulous patients. Int J Prosthodont 1993; 6:189-196.

447.   Ziegler A, Lange S, Bender R: Überlebenszeitanalyse: Der Log-Rank-Test. Dtsch Med Wochenschr 2007; 132: e39-e41.

448.   Ziller S, Micheelis W, Oesterreich D, Reich E: Goals for oral health in Germany 2020. Int Dent J 2006; 56:29-32.

449.   Ziller S, Oesterreich D, Micheelis W: Mundgesundheitsziele für Deutschland 2020 – Zwischenbilanz und Ausblick. In: Kirch W, Hoffmann T, Pfaff H (Hrsg): Prävention und Versorgung. Georg Thieme Verlag, Stuttgart, New York 2012, 1002-1023.

450.   Zinsli B, Sägesser T, Mericske E, Mericske-Stern R: Clinical evaluation of small-diameter ITI implants: a prospective study. Int J Oral Maxillofac Implants 2004; 19:92-9.

451.   Zitzmann NU, Marinello CP: Treatment outcomes of fixed or removable implant-supported prostheses in the edentulous maxilla. Part I: patients' assessments. J Prosthet Dent 2000; 83:424-433.

452.   Zitzmann NU, Marinello CP: Treatment outcomes of fixed or removable implant-supported prostheses in the edentulous maxilla. Part II: clinical findings. J Prosthet Dent 2000; 83:434-442.

453.   Zitzmann NU, Galindo ML, Hagmann E, Marinello CP: Clinical evaluation of Procera AllCeram crowns in the anterior and posterior regions. Int J Prosthodont 2007; 20:239-241.

454.   Zitzmann NU, Hagmann E, Weiger R: What is the prevalence of various types of prosthetic dental restorations in Europe? Clin Oral Implants Res 2007; 18 Suppl 3:20-33.

455.   Zitzmann NU, Rohner U, Weiger R, Krastl G: When to choose which retention element to use for removable dental prostheses. Int J Prosthodont 2009; 22:161-167.

456.   Zlataríc DK, Celebíc A, Valentíc-Peruzovíc M: The effect of removable partial dentures on periodontal health of abutment and non-abutment teeth. J Periodontol 2002; 73:137-144.

457.   Zöllner A, Belser U: Factors influencing survival of reconstructions. Consensus report of Working Group 2. Clin Oral Implants Res 2007; 18 Suppl 3:114-116.

458.   Zurdo J, Romão C, Wennström JL: Survival and complication rates of implant-supported fixed partial dentures with cantilevers: a systematic review. Clin Oral Implants Res 2009; 20 Suppl 4:59-66.

459.   Zwiener I, Blettner M, Hommel G: Survival analysis – part 15 of a series on evaluation of scientific publications. Dtsch Ärztebl Int 2011; 108:163-169.

15 Anhang

15.1 Abbildungsverzeichnis

15.2 Tabellenverzeichnis

16 Danksagung

Mein besonderer Dank gilt Herrn Prof. Dr. Bernd Wöstmann für seine fortwährende Unterstützung und guten Ratschläge sowie für die stets freundliche und intensive Betreuung der vorliegenden Habilitationsschrift.

Ganz herzlich möchte ich mich auch bei Herrn Prof. Dr. Paul Ferger bedanken, der mich auf den universitären Weg brachte und der mir stets ein großes Vorbild sein wird.

Bedanken möchte ich mich auch bei meinen Kolleginnen Frau Dr. Katharina Orbach, Frau Dr. Karina Rudel, Frau Dr. Dominique Schaaf, Frau ZÄ Yvonne Schmidt sowie Frau Dr. Andrea Weber, die mit ihrem großen Engagement in unserer Arbeitsgruppe einen enorm wichtigen Beitrag zur Erhebung der Daten geleistet haben.

Danken möchte ich weiterhin allen Mitarbeitern der Poliklinik für Zahnärztliche Prothetik, welche mir in entscheidenden Momenten stets den Rücken freigehalten haben. In diesem Zusammenhang gilt mein besonderer Dank meiner Kollegin Frau Dr. Anke Podhorsky.

Ebenso möchte ich den Mitarbeitern der AG Medizinische Statistik des Instituts für Medizinische Informatik der Justus-Liebig-Universität Gießen sowie den Herren Dr. Jürgen Riehl und Dipl.-Math. Jörg Reitze für die Hilfen bei der statistischen Analyse danken.

Ein besonderer Dank gilt meiner Schwester Monika für die eifrige und vor allem zeitnahe Korrekturlesung.

Nicht zu vergessen sei vor allem der Dank an meine Ehefrau Ina für ihre immense Geduld und bedingungslose Unterstützung.